Chirurgie et société

Éthique et pratique médicale

fondée par Richard Moreau
Collection dirigée par Roger Teyssou

La collection *Les Acteurs de la Science*, prévue pour recevoir des études sur l'épopée scientifique moderne, se dédouble pour accueillir des ouvrages consacrés spécifiquement aux questions fondamentales que la santé pose actuellement. Cette nouvelle série cherche à faire le point objectivement et en dehors des modes sur des connaissances, des hypothèses et des enjeux souvent essentiels pour la vie de l'homme. Elle reprend certains titres publiés auparavant dans *Acteurs de la science*.

Dernières parutions

Bahram MATINE et François RÉGNIER, *Des maux en paroles. Médecine et malades venus d'ailleurs*, seconde édition revue et augmentée, 2016.
Pierre de PUYTORAC et Auriane ARTUSSE, *La mort en 60 questions, La mort observée, expliquée, repoussée*, 2016.
Dominique PERSOONS, *Santé riche et Médecine pauvre*, 2016.
Daniel BIRNBAUM, *C'est la lutte finale*, 2015.
Jacques ROBERT, *Mal de mère et maux d'enfants*, 2014.
France BERETERBIDE, *Essais cliniques dans les pays du Sud : entre impérialisme éthique et relativisme moral ?*, 2014.
Lucien KARHAUSEN, *Mythologies médicales*, 2014.
Nausica ZABALLOS, *Vie et mort d'un hôpital psychiatrique : le Camarillo Hospital (1936-1996)*, 2014.
Monica GINNAIO, *La pellagre : histoire du Mal de la Misère en Italie*, 2013.
Pr Jean-Luc WAUTIER (avec la collaboration de Marie-Paule Wautier), *Le sens de la médecine ou la révolution culturelle dans le système de santé*, 2013.
François VACHON, *Mon corps m'a dit, Vite et mieux comprendre quand une urgence médicale menace vraiment sa vie*, 2013.
Philippe GARNIER, *Infections nosocomiales et trou de la sécu, maux croisés de santé*, 2013.

Jean-Yves de la Caffinière

Chirurgie et société

Retour sur 13 articles
publiés dans la presse médicale généraliste
(1976-2016)

Préface de Gérard Vincent

L'Harmattan

DU MÊME AUTEUR

• *Chirurgie du Rachis Cervical C1-C2*, avec R. Roy-Camille et G. Saillant, Masson – 1974
• *Prothèse Totale d'épaule, Bases expérimentales et premiers résultats cliniques,* INSERM, 1975
• *Chirurgie Réparatrice du Pouce*, avec R. Malek, Masson, 1981
• *Le Fixateur Externe Circulaire en traumatologie. Utilisation dans les fractures récentes de l'adulte*, Springer, 1990
• *L'Ostéosynthèse Centromédullaire Flexible Verrouillée*, Sauramps Médical, 1992
• *Chirurgie l'Envers du Décor*, essai, L'Harmattan, 2002
• *Dialogues Fictifs*, Théâtre, Le Panthéon, 2013
• *Chirurgie l'Envers du Décor*, essai, 2ème édition, L'Harmattan, 2014
• *Un Patronyme Français*, essai, Bergame, 2014
• *Le Glossaire d'un Observateur des temps présents, essai fragmenté*, L'Harmattan, collection « Les Impliqués », 2014
• *Une Journée de plus*, récit, L'Harmattan, collection « Les Impliqués », 2015

5-7, rue de l'Ecole-Polytechnique, 75005 Paris

http://www.harmattan.fr
diffusion.harmattan@wanadoo.fr
harmattan1@wanadoo.fr

ISBN : 978-2-343-11227-5
EAN : 9782343112275

PRÉFACE

Gérard VINCENT

Jeune directeur adjoint de l'hôpital Antoine Béclère, au début des années 1970, peu après son ouverture, j'avais été surpris de voir un brillant chef de clinique assistant d'orthopédie traumatologie se lancer dans une étude médico-économique sur les accidentés de la route. Rares à l'époque étaient les médecins qui se préoccupaient des aspects économiques de leur métier lorsqu'ils exerçaient à l'hôpital.

Précurseur et de ce fait un peu atypique, Jean-Yves de la Caffinière a écrit, au fil de sa carrière de chirurgien, un certain nombre d'ouvrages et d'articles qui abordent autant le champ de la santé publique, de la sociologie et de l'économie que celui de la chirurgie. Et quand il parle de chirurgie, c'est plus le métier de chirurgien qui l'intéresse que la technique chirurgicale, même s'il est par ailleurs l'auteur de nombreuses publications scientifiques sur la chirurgie orthopédique et traumatologique. Mais c'est aussi le citoyen qui s'exprime en prenant parti de manière engagée sur des sujets qui lui tiennent à cœur.

L'originalité de cet ouvrage réside dans la revue critique des articles commis quelques années, voire quelques décennies plus tôt. Il n'hésite pas, sinon à renier, du moins à modérer ses affirmations antérieures. Force est de constater que Jean-Yves de la Caffinière ne s'est pas souvent trompé, et que ses premiers écrits gardent toute leur fraîcheur et toute leur actualité, même si le lecteur est autorisé à ne pas partager l'ensemble de ses idées et opinions, le plus souvent tranchées. Tel est d'ailleurs l'intérêt d'un tel essai.

Il aime fustiger, non sans raison, la bureaucratie et la réunionite, mais oublie de souligner que ceux qui critiquent le système sont aussi ceux qui réclament une participation accrue

du corps médical à la vie hospitalière institutionnelle. Or participer implique discussions, échanges et réunions. Difficile d'avoir le beurre et l'argent du beurre.
Son opinion sur le tiers payant généralisé est tranchée. Jean-Yves de la Caffinière y voit une socialisation de l'acte médical et une incitation à des « consultations injustifiées et répétées et un encouragement aux arrêts de travail ». C'est oublier que la surconsommation d'actes médicaux ne date pas d'aujourd'hui et renvoie plutôt à la question de l'évaluation de leur pertinence. Tiers payant ne signifie pas forcément gratuité totale. Peut-être sera-t-il amené dans quelques années à réviser son jugement si le tiers payant, comme c'est le cas dans nombre de pays voisins, arrive à démontrer qu'il ne déresponsabilise pas plus les patients et représente une simplification appréciable des procédures de remboursement. Le rejet actuel du tiers payant par le corps médical, repris par une partie de la classe politique pour des raisons électoralistes, cache à l'évidence d'autres arrière-pensées.
On peut s'étonner que Jean-Yves de la Caffinière ne fasse qu'une place limitée à la question centrale de la pertinence des actes. Au moment où est posé plus que jamais le problème de l'avenir de notre système de protection sociale et de sa capacité à financer les innovations médicales, il serait temps de prendre à bras-le-corps ce sujet qui n'intéresse que très peu de monde, même si quelques timides progrès ont été réalisés par le Ministère, la HAS et la CNAM depuis quelque temps. Un esprit malicieux ferait sans doute remarquer que l'explication de ce silence réside peut-être dans le fait que les actes inutiles font partie du revenu des professionnels de santé. Au-delà des questions éthiques que soulèvent ces pratiques, on imagine aisément le potentiel d'économies qui pourrait résulter de la « chasse au gaspi » et éviterait sans doute de se poser la question de l'accès de tous, demain, sans discrimination, au progrès médical.
La tarification à l'acte qui prévaut en médecine de ville et dans les cliniques est naturellement inflationniste dans la

mesure où les revenus des professionnels sont directement corrélés au volume d'actes réalisés. Il en va de même à l'hôpital public, financé désormais au séjour, même s'il faut sans doute nuancer les effets pervers de la tarification à l'acte (T2A) car les professionnels y sont salariés et, a priori, moins incités à réaliser des actes inutiles, bien que le corps médical s'estime harcelé par l'administration soucieuse de réaliser des recettes pour financer les dépenses.

Il est curieux que les assurances complémentaires en santé n'aient pas compris l'intérêt d'investir le champ stratégique de l'évaluation de la pertinence des actes, elles qui revendiquent une part plus grande dans la régulation des dépenses d'assurance maladie. Là réside sans doute la principale opportunité d'asseoir leur légitimité en défendant l'intérêt général.

Sans jamais tomber dans le défaitisme, Jean-Yves de la Caffinière dresse un tableau sombre de l'hôpital public. Transparaît sous sa plume la nostalgie d'une époque révolue, d'un temps qui n'est plus, où les professionnels ne comptaient ni leur temps, ni leur peine.
Sévère à l'égard de l'administration hospitalière et des gens qui nous gouvernent, il n'excuse pas pour autant ses collègues médecins qu'il considère toutefois comme des victimes d'un statut protecteur où une petite minorité perturbe le fonctionnement normal de l'institution. Jean-Yves de la Caffinière aurait sans doute pu creuser un peu plus les raisons du manque d'autorité qui constitue une des plaies de notre système public parce qu'il pénalise la grande majorité de ceux qui travaillent et protège ceux qui traînent les pieds. Car contrairement à ce qui a été dit et écrit à l'excès à l'occasion des débats sur la gouvernance hospitalière ces dernières années, l'hôpital ne souffre pas d'un excès, mais d'un manque d'autorité.
L'auteur jette un regard sans complaisance sur notre système de santé, et notamment sur les dérives que constitue le re-

cours croissant aux urgences hospitalières. On attend un prochain ouvrage pour qu'il nous éclaire sur les raisons de cet engouement lié pour l'essentiel aux difficultés rencontrées par nos concitoyens à trouver un médecin de garde susceptible de les recevoir dans des délais raisonnables, les poussant à se rendre aux urgences de nos hôpitaux où ils trouvent de surcroît, un plateau d'imagerie et de biologie disponible jour et nuit. On peut dès lors douter de la faisabilité des promesses politiques qui affirment vouloir remettre les urgences hospitalières à leur juste place, faute de courage pour assumer une certaine régulation de l'installation des médecins de ville et leur imposer en retour de leur participation à la permanence des soins.

On ne peut qu'être étonné par l'écart entre le sentiment de l'auteur, persuadé que l'hôpital véhicule une image négative et tous les sondages réalisés depuis plusieurs années montrant qu'il est plébiscité par plus de 80 % des Français, ou l'affirmation selon laquelle l'hôpital public a une activité qui ne cesse de baisser alors qu'il a, au contraire, récupéré près de 10 % de parts de marché supplémentaires en chirurgie en moins de dix ans (55 % versus 44 %), du simple fait d'ailleurs de la mise en place de la T2A qui donne un intérêt financier à agir.

Les passages les plus passionnants de l'ouvrage pour l'auteur de ces lignes portent sur l'impact de la révolution numérique sur l'avenir de la médecine et des médecins.

Il ne conteste pas les effets bénéfiques qu'auront le big data et l'intelligence artificielle sur le diagnostic et le traitement des malades, à travers des plateformes de données médicales qui permettront, par exemple, d'interpréter des clichés radiologiques ou des lames d'anatomo-pathologie beaucoup mieux que ne le font aujourd'hui l'œil et le cerveau humains. Mais il affirme avec conviction que rien ne remplacera jamais le dialogue singulier entre le patient et son médecin, qui seul permet d'appréhender celui-là dans sa globalité d'être biologique, mais aussi avant tout d'être humain.

Au moment où certains prédisent la concentration prochaine entre les mains de quelques plateformes mondiales de milliards de données médicales qui seront traitées, à la demande, de manière quasi instantanée en assurant la fiabilité parfaite des diagnostics et des traitements personnalisés, Jean-Yves de la Caffinière réaffirme dans l'analyse critique de l'article qu'il avait rédigé en 1999, la primauté de l'expérience et de l'examen clinique sur ce que certains qualifient déjà d'ubérisation inéluctable de la médecine.

Certains y verront le refus d'accepter une médecine déshumanisée, dominée par l'intelligence artificielle. D'autres seront rassurés par sa conviction que la machine ne remplacera jamais l'homme et que le monde des utopistes ne verra jamais le jour.

Jean-Yves de la Caffinière est en outre un homme cultivé qui tout au long des pages de cet ouvrage appelle à témoin les grands auteurs de notre histoire littéraire et philosophique pour mieux nous convaincre que les grandes pensées sont éternelles et que les apports de notre « culture judéo-chrétienne enrichie par le siècle des Lumières » continueront de guider l'action de ceux qui ont fait serment de soigner, guérir et accompagner l'homme malade.

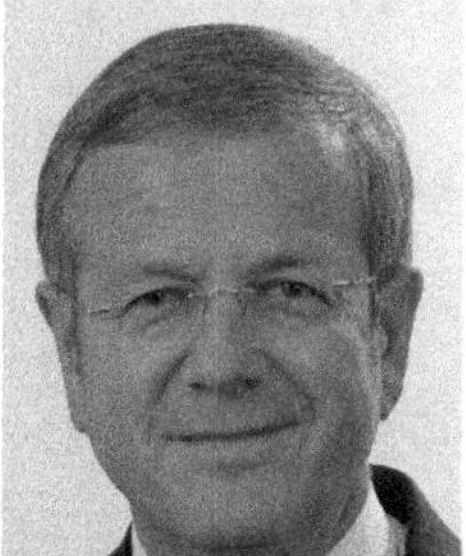

Gérard Vincent

ex-Directeur AP-HP, ex-Directeur des Hôpitaux-Ministère de la Santé et des Affaires Sociales, ex-Délégué Général FHF.

[…il n'appartient qu'à celui qui a pratiqué la médecine pendant longtemps, d'écrire de la métaphysique…]

Denis DIDEROT à propos de John LOCKE (1632-1704)

[…Celui qui ne se contredit jamais, n'a en général, rien à dire…]

Miguel de UNANUMO (1834-1936)

AVANT-PROPOS

Il est toujours stimulant, voire utile, de Revenir en arrière pour corriger ses propres affirmations. Je ne serai pas le premier à constater que la compréhension des événements, auxquels nous sommes confrontés, demande une réflexion lente et discontinue, et par là, explique la nature de cet ouvrage. Il contient une série d'articles sur des sujets très di- vers, allant de la traumatologie routière à la révolution techno-biologique. Matérialisation des pensées d'un membre de la profession médicale, dont la seule singularité est d'être chirurgien. Il peut paraître saugrenu de rassembler dans un même récit des thèmes aussi éloignés les uns des autres. Mon goût pour la physique quantique, m'a un moment fait penser pour titre de cet ouvrage : « *interférences* ». Métaphore à forte signification. En final, au risque d'être abscons pour les non-initiés, prétentieux pour les autres, j'ai préféré l'abandonner. Toutefois, cette idée était fondée : elle annonçait à merveille le chapitre 13 de l'ouvrage. La physique quantique fut en effet d'abord le résultat d'une expérience abstraite – par les mathématiques – en avance sur la preuve par la démonstration expérimentale. Scénario également commun au raisonnement médical avec la même part d'*incertitude*. L'un et l'autre illustrant bien le mode de fonctionnement de l'intelligence humaine.
Quoiqu'il en soit, le lecteur trouvera en filigrane dans cet ouvrage, unité et continuité de pensée parce qu'à l'origine un unique auteur – bien sûr – et surtout, un fil d'Ariane : chercher quoiqu'il arrive et sans relâche, à comprendre ce qui se passe autour de soi. Extérioriser les failles, détricoter les insuffisances d'une organisation ou d'une politique. Mettre ses idées en ordre et les approfondir. Cet ouvrage est en quelque sorte, le récit en pointillé de toute une vie.
Et puis, étant toujours en vie – bon pied bon œil – il était passionnant de faire, avec le recul du temps et la maturité

venant, une relecture critique à l'aune des changements qui se sont opérés depuis. D'où ces notes qui viennent chapeauter chacun de ces articles. Sur cette période de 40 ans, le lecteur verra se déployer une pensée un peu plus politique que cli- nique, un peu plus philosophique que technique. Les premiers articles sont techniques, les plus récents ont trait à cette révolution biotechnologique qui se déploie au galop.

C'est peu dire qu'à leur propos, on est fondé à me reprocher l'outrecuidance d'oser pénétrer dans un univers dont je ne détiens que quelques clés. L'argument est recevable. Sauf qu'on ne peut – ce me semble – en blâmer un praticien curieux de tout, convaincu qu'une activité professionnelle spécialisée, n'a de sens qu'inscrite dans la culture universelle, surtout quand elle s'appuie sur une généalogie gréco-latine et judéo-chrétienne, terreau de la modernité d'où émergent deux personnages auxquels – selon moi – nous devons tout : Plutarque parce qu'il a initié la pensée la plus achevée de la civilisation occidentale, et Paul de Tarse parce qu'il a diffusé avec détermination le message chrétien le plus pur.

JYDLC

SOMMAIRE

INDEX ALPHABÉTIQUE DES ABRÉVIATIONS

ADN Acide Désoxyribonucléique
ALD Affections de Longue Durée
AGSAA Association générale des Sociétés d'Assurance contre Les Accidents
AMO Ablation de Matériel d'Ostéosynthèse
AP/HP Assistance Publique/Hôpitaux de Paris
ARN Acide Ribonucléique
ARS Agence Régionale de santé
BOF Bulletin Orthopédique Français
BP Before Present
CARSAT Caisse d'Assurance de Retraite et de la Santé au Travail
CCAM Code Commun de Actes Médicaux
CHU Centre Hospitalier Universitaire
CIM 10 Dixième édition du Code International des Maladies
CNAMTS Caisse Nationale d'Assurance Maladie et des Travailleurs Salariés
CPAM Caisse Primaire d'Assurance Maladie
CRCI Commission Régionale de Conciliation et D'Indemnisation
DMS Durée Moyenne de Séjour
DOM Départements d'Outre- Mer
DP Dépassement d'Honoraires
DRH Direction des Ressources Humaines
DU Diplôme d'Université
ECG Electrocardiogramme
ECHI European Community Health Indicators
EMG Electromyogramme
ENA Ecole Normale d'Administration
GHM Groupe Homogène de Malades
GHT Groupement Hospitalier de Territoire
HAS Haute Autorité de Santé
HDJ Hôpital de Jour

HCD Hôpital Courte durée
HLD Hôpital Longue Durée
IA Intelligence Artificielle
IBM International Business Machines
IH Intelligence Humaine
INPI Institut Nationale de la Propriété Industrielle
INRS Institut National et de Recherche sur la Sécurité
IRM Imagerie par Résonance Magnétique
LEM Lunar Excursion Module
ONIAM Office National d'Indemnisation des Accidents Médicaux
ONISR Observatoire National Interministériel de la Sécurité Routière
OMS Organisation Mondiale de la Santé
PIB Produit Intérieur Brut
PMSI Programme de médicalisation des Systèmes d'Information
RCP Responsabilité Civile Professionnelle (Assurance)
SAMU Service d'Aide Médicale Urgente
SETRA Service d'Etudes sur les Transports, les Routes et leurs Aménagements
SOFCOT Société Française de Chirurgie Orthopédique et Traumatologique
T2A Tarification à l'Activité (version 2)
TGI Tribunal de Grande Instance
TPG Tiers Payant Généralisé
USI Unité de Soins Intensifs

BILAN TYPOLOGIQUE et ECONOMIQUE des ACCIDENTÉS DE LA VOIE PUBLIQUE

Ce travail porte sur la période allant de janvier 1971 à décembre 1974. Tout au long de ces trois années, 16 524 personnes se sont présentées aux urgences de l'hôpital Antoine-Béclère (92140 Clamart). Parmi elles, on compte 2 488 victimes d'un accident de la voie publique, dont on n'a retenu que 1 922 dossiers utilisables. Dans ce groupe, on note 820 accidentés sur véhicule à quatre roues motrices (conducteurs ou passagers), 821 sur deux roues motrices (382 conducteurs de moto et 439 conducteurs de cyclomoteur). On compte 241 piétons, dont 204 renversés par un quatre-roues et 37 par un deux-roues. Sur les 1 922 blessés, 721 ont été admis, dont 595 ont été hospitalisés, parmi lesquels 126 ont été dirigés soit par manque de place soit vers un service de neurochirurgie de l'AP-HP. Cette étude se limite donc au groupe des 595 hospitalisés sur place.

1. Les usagers de l'automobile

Sur 860 victimes, 23,02 % ont été admises, 18,72 % ont été gardées à l'hôpital, les autres ont dû être dirigées ailleurs. Il n'a pas été possible de poursuivre l'enquête pour ces dernières.

Le nombre total des traumatisés crâniens est grand, puisqu'il y en a 54,17 %, parmi lesquels 9,65 % ont été considérés comme sévères du fait d'une perte de connaissance initiale avec ou sans fracture, mais de toute façon nécessitant une surveillance avec hospitalisation prolongée.

On relève très peu de lésions sévères du rachis (1,39 %). Il s'agit exclusivement de lésions du rachis cervical, mais sans atteinte neurologique. Enfin, 4 blessés sont arrivés morts à l'hôpital. 2 présentaient des lésions cranio-encéphaliques majeures.

Il est étonnant de remarquer le peu de fréquence, dans cette série, des lésions viscérales (rate, foie, intestins, poumons) ; seulement 9 blessés (1,05 %). Tous avaient aussi des atteintes graves du squelette.

1,63 % des blessés présentaient des lésions sévères de la ceinture pelvienne et du cotyle. De même, dans ce groupe d'automobilistes, on notera que les lésions graves des membres sont en nombre limité, puisqu'on ne relève que 5,58 % d'atteintes des membres inférieurs, et 4,88 % d'atteintes des membres supérieurs.

Enfin, si l'on tente d'évaluer les frais entraînés par les soins donnés à ces blessés en journées d'hospitalisation, on constate qu'en moyenne, la durée de séjour à l'hôpital a été de cinq jours, ce qui finalement n'est pas considérable.

Au total, dans notre recrutement des passagers d'un véhicule automobile, on peut estimer qu'une fois sur dix, il y avait un traumatisme crânien sévère, deux fois sur dix une lésion grave du squelette et seulement une fois sur cent une lésion intra-abdominale. À peine un décédé sur deux cents blessés a été amené aux urgences.

2. Les usagers de véhicules motorisés à deux-roues

On en compte 821 dont 382 motocyclistes et 439 cyclomotoristes. 35,32 % des blessés ont été admis. 6,57 % ont été transférés pour être hospitalisés ailleurs, ce qui fait que l'hôpital a effectivement gardé 28,74 % de ces pratiquants de la moto ou du cyclomoteur qui, rappelons-le, sont pour la plu-

part de jeunes adultes de moins de 25 ans. 8, soit 0,97 %, sont décédés dès l'arrivée.
On compte :

- 52, 13 % de traumatisés du crâne, dont 18,88 % étaient des traumatisés crâniens sévères. Il n'a pas été possible de relever le nombre de porteurs de casque ;
- 8, soit 0,97 %, présentaient des lésions sévères du rachis surtout à l'étage dorsal ou lombaire, mais là encore ces blessés étaient indemnes de lésion neurologique.

Les lésions viscérales sont un peu plus nombreuses. On en totalise 16, soit 1,95 %. Le nombre des lésions est assez impressionnant.
- s'il y a peu d'atteintes du bassin, 7, soit 0,85 %, on note 281 lésions sévères du squelette, soit 34,23 % ; 18,88 % avaient une fracture des membres inférieurs et 15,05 % une fracture des membres supérieurs.

Ainsi donc, globalement, un sur deux avait été victime d'un traumatisme crânien. Deux sur dix étaient sévères, deux sur cent avaient une lésion viscérale et surtout trois sur dix étaient porteurs d'une ou plusieurs lésions des membres avec un nombre à peu près équivalent d'atteintes des membres inférieurs et des membres supérieurs. Enfin, un sur cent est décédé.

Cependant, l'analyse serait incomplète si l'on ne comparaît pas la responsabilité vulnérante de chacun des deux véhicules motorisés, différents par la puissance et donc la vitesse. Chacun des deux véhicules a occasionné autant de morts, à peu près autant de blessés ont dû être hospitalisés, mais les raisons ne sont pas identiques. En effet, si le nombre de traumatisés du crâne est à peu près le même, ainsi que celui des lésions viscérales, on note, par contre, une proportion plus importante des fractures des membres inférieurs chez les conducteurs de motos (26,7 %) dont deux amputations

traumatiques de jambe, et 12,07 % chez les pratiquants du cyclomoteur.
Si l'on compare les durées d'hospitalisation, il est tout à fait intéressant de noter que la moyenne, pour les motocyclistes, est de 9,1 jours, tandis que pour les cyclomotoristes, elle est de 6,4 jours ; différence notoire.

3. Les piétons

Nous avons, en effet, étendu notre analyse, pour être assez complets, aux victimes des engins motorisés. D'une certaine manière, on peut constater, comme inconvénient de l'un ou l'autre des véhicules, les piétons renversés sur la voie publique. Or, de ce point de vue, dans notre recrutement, l'automobile est particulièrement vulnérante, puisqu'on a relevé sur la chaussée 241 blessés dont 204 par automobiles et seulement 37 par engins à deux-roues. Peut-être la maniabilité de ces derniers porte-t-elle une responsabilité moindre dans ce genre d'accident.

La voiture entraîne d'ailleurs des blessures bien plus sérieuses puisqu'on a admis 47,55 % de victimes, tandis que 23,03 % des blessés par deux-roues étaient admis. 2 décès par auto, 1 par moto.

64,21 % des traumatismes crâniens par autos, contre 59,46 % par motos, avec une proportion à peu près identique d'atteintes sévères.

Surtout, l'automobile a provoqué chez 40,67 % des victimes des lésions sévères de membres, tandis que le véhicule à deux-roues n'a provoqué que 9 fractures, soit 24,32 %.

Le piéton sur la chaussée est donc manifestement plus menacé par l'automobile que par le véhicule à deux-roues, et cela s'inscrit dans les moyennes d'hospitalisation, puisque le piéton victime de l'automobile a été hospitalisé en moyenne 12,4 jours, tandis que la victime du deux-roues ne l'a été que 6,2 jours en moyenne.

4. Conclusion

Dans le recrutement qui est le nôtre, il apparaît que le véhicule à deux-roues motorisé est le principal pourvoyeur de lésions sévères des membres et des viscères. La moto entraîne un nombre de fractures de jambes assez important. On compte 75 enclouages du tibia effectués en 3 ans. Plus de 50 % des lésions provoquées par accidents de la voie publique l'étaient par accidents de moto.

La durée moyenne d'hospitalisation dans le service de chirurgie des accidents de moto est presque deux fois supérieure à celle provoquée par les accidents d'automobile. L'enquête sur le plan économique n'a pas pu aller plus loin que l'évaluation des durées d'hospitalisation ; il conviendrait d'en engager une encore plus poussée sur le plan socio-économique jusqu'à la reprise de l'activité et de l'étendre à tous les centres de traumatologie.

Note n° 1 – juin 2016

Ce travail a l'originalité d'avoir été l'une des toutes premières tentatives d'identification typologique des lésions traumatiques provoquées par des accidents de la voie publique.

Il n'était évidemment qu'une petite fenêtre entrouverte sur la vaste question de la sécurité routière corrélée à la pathologie traumatique dont les conséquences économiques ciblées ont un grand intérêt. Pour évaluer les changements de typologie clinique qui se sont opérés à quarante ans d'écart sur le territoire national, il a fallu se contenter de chiffres territoriaux publiés par des auteurs de thèses (1, 2) et d'enquêtes faites par la CNAMTS (3, 4, 5) sur des échantillons circonscrits et sur une classification lésionnelle globale (décès, blessés légers versus graves selon la classification du ministère de l'Intérieur, ou encore main, bras, jambe, etc. selon le codage de la CARSAT). Pas d'évaluation à l'échelon national, pas d'identification lésionnelle typologique selon des critères médicaux.

L'article qui précède est donc intéressant dans son intention, par la typologie lésionnelle qu'il contient, mais il est très insuffisant pour avoir une idée panoramique sur l'ensemble du territoire.

Après 1976, de nombreuses enquêtes ont été publiées dans la plupart des pays occidentaux. Elles se comptent par centaines, nous verrons que la plupart souffrent du même travers. Quant aux traumatismes, on peut dire que leur gravité est en lien avec le succès toujours croissant de l'industrie automobile dont la clientèle a suivi une croissance exponentielle. L'un expliquant l'autre et inversement.

Les changements réglementaires et sociaux

Il y a 40 ans, casque et ceinture de sécurité étaient recommandés, mais ne faisaient pas l'objet de la surveillance drastique et punitive pratiquée aujourd'hui. Le téléphone portable n'avait pas encore investi le siège du conducteur, il était rare de recevoir des accidentés sous stupéfiant. L'alcool par contre, bien que peu pris en compte, faisait les mêmes ravages qu'actuellement.

La vitesse n'était pas limitée à 130km/h sur les autoroutes et à 50 km/h dans les agglomérations. Il n'y avait pas ces campagnes dissuasives sur les réseaux médiatiques, les associations de défense des accidentés ne faisaient pas encore entendre leur voix et le ministère de l'Intérieur ne disposait pas de l'organisme chargé de récolter en temps réel et par régions l'information sur le taux d'accidentologie dont nous disposons aujourd'hui (6). Les constructeurs automobiles commençaient seulement à s'intéresser à la valeur commerciale du paramètre sécurité. Les sociétés d'assurance accumulaient en silence leurs statistiques. La loi Badinter (07/1985) n'avait pas encore produit son effet dissuasif qui fit du piéton, quoi qu'il arrivât, le roi du macadam. Enfin, la forte pression éducative sur le futur conducteur (ou les mauvais conducteurs comme moi) n'avait pas encore vu le jour. Le permis de conduire était, il faut bien le dire, facile à obtenir. On aurait pris pour « dérangé » celui qui nous aurait parlé du permis à points. Le bâton du gendarme, sous forme des enregistreurs de vitesse qui fleurissent tout au long de nos autoroutes et voies secondaires, se résumait à de simples indicateurs de danger potentiel – il faut bien le dire, sans grande efficacité.

Face à toutes ces dispositions, le parc deux-roues motorisées (2RM) s'est, depuis, considérablement développé, en puissance, mais aussi comme jouet attrayant pour les plus jeunes.

Également comme moyen de transport rapide, moins contraignant dans le trafic et plus économique qu'un véhicule à quatre-roues motorisées (4RM).

Nous disposons donc, maintenant, d'un recul suffisant pour évaluer les effets de ces dispositions et dispositifs régulateurs sur la typologie de la morbidité accidentelle de la voie publique.

L'accidentalité routière en 2015 (6)

Cette année-là, on enregistrait (Métropole et DOM) 3 500 morts sur les routes et 70 800 blessés. Notre sujet étant les survivants, nous laisserons de côté la létalité. On notera cependant que tous les facteurs contraignants énumérés plus haut ont eu un incontestable effet, puisqu'entre 2010 et 2015, la mortalité a diminué de 12,5 %. Mais cette évolution n'est pas aussi stable que l'on aurait pu l'espérer, puisqu'elle a augmenté de plus de 3 % entre 2014 et 2015. En tout cas, un fait domine : le risque mortel est 20 fois supérieur par 2RM que par 4RM.

D'ailleurs, 70 % des blessés graves sont des « non-carrossés » et 43 % des accidents sont dus aux 2RM.

70 800 blessés étaient transportés par le SAMU et les pompiers dans les hôpitaux et cliniques de l'Hexagone. Sur l'ensemble, deux sur trois sont des hommes en général actifs. 35 000 lésions étaient des lésions estimées graves, dont les deux tiers touchaient les 18 à 44 ans.

Un sur trois était en véhicule automobile, un sur neuf était piéton et surtout les deux tiers des accidents étaient en 2 roues dont la très grande majorité des 2RM (70%). Ce qui n'étonnera personne : les accidents étaient dus pour la moitié à des excès de vitesse, avec une fois sur trois l'alcool et une fois sur cinq des stupéfiants. Pour les 2R, 1/10e des accidents était dû au défaut de port du casque. Pour les 4R, 1/3 des accidents était dû à la non-utilisation de la ceinture de sécurité. 1 % des accidents était dû à l'usage du téléphone portable.

Typologie lésionnelle en 2015

- Les lésions les plus graves et les plus fréquentes restent incontestablement les traumatismes crâniens. Ils sont majoritairement inscrits dans un polytraumatisme.
En deuxième position, ce sont les volets thoraciques en général associés à une rupture d'un organe intra-abdominal. C'est évidemment la séquelle du traumatisme encéphalique qui laissera le plus de traces chez ces survivants.
- Les lésions du crâne et du visage sont deux fois sur dix des accidents de 2RM. Le port du casque peut empêcher la mort, mais pas la gravité des séquelles.
- Les fractures du rachis cervical et dorsal ont nettement augmenté en nombre et en gravité. Pour s'en rendre compte, il suffit d'observer l'usage croissant du matériel d'ostéosynthèse ces dix dernières années dans le seul secteur de la traumatologie. Là encore, les accidents par 2RM en sont la cause, et le port du casque est un facteur aggravant pour le rachis cervical. En 2004, la CNAM enregistrait environ 1 200 traumatismes médullaires définitifs pris en charge dans les centres de réadaptation.
- Si on ne tient compte que des lésions graves des membres, ce sont les membres inférieurs qui viennent en premier. La littérature en accidentologie relève une variation de 35 à 80 % selon les centres. Et le 2RM est majoritairement en cause. Les fractures ouvertes sont particulièrement attachées aux cas des polyfracturés.

Comparaison n'est pas raison, mais…

Comme il a été indiqué plus haut, il y a surdosage en publications depuis les années 1980. Toutes, sans exception, souffrent d'un biais qui les rend d'utilisation aléatoire, car elles viennent de régions de la planète où un véhicule sera privilégié plutôt qu'un autre, ne serait-ce que pour des raisons économiques. Plutôt le cyclomoteur en Asie, plutôt la moto 700 cm^3 aux États-Unis. Les dégâts ne sont évidemment pas comparables. La grande majorité de ces évaluations ne fait pas la distinction selon la gravité lésionnelle, d'autres au contraire donnent la liste des lésions en séparant décès et survivants. De plus, les publications viennent d'établissements hospitaliers dont la vocation n'est pas la même, et donc le volume du matériel d'étude et le pourcentage lésionnel sont naturellement présélectionnés par la seule nature de leur organisation. Un centre de traumatologie et un hôpital général ne jouent pas dans la même ligue. Un service de neurochirurgie fera état de lésions spécifiques gravissimes. On dispose donc dans la littérature d'un florilège de chiffres qui ne peuvent être comparés. Tout cela concourt à centrer la recherche de chiffres crédibles, sinon sur des publications nationales, puisqu'il n'y en a pas, mais dans des registres régionaux et les publications de la CNAMTS. Un registre provient de Rhône-Alpes. Il a été publié en 2010. Il contient une cohorte de 14 000 conducteurs de 2RM accidentés (2). 12 % avaient été victimes de traumatisme crânien, et 1,75 % de lésions intracrâniennes. Il y avait deux fois plus de lésions graves sans casque. 9,6 % des accidentés présentaient une lésion du rachis, dont trois fois plus sur le rachis cervical que dorsal ou lombaire. 10 % des lésions étaient thoraciques, et autant abdominales. Enfin, on comptait 63 % de fractures aux membres inférieurs versus 45 % aux membres supérieurs.

Il eut été intéressant de comparer cette série régionale à une autre déjà signalée (1), qui, en 1987, avait colligé près de 5 500 dossiers d'accidentés auprès de SAMU(s) de plusieurs villes du Rhône, de la Savoie et de la Bourgogne. Ce qui, comme on l'a indiqué plus haut, perd toute sa valeur tant sa composition est hétérogène. Toutefois, elle fournit quelques informations intéressantes : les accidents matériels par véhicule de tourisme 4R tournent à l'époque autour de 60 %, en adéquation avec les chiffres fournis par des institutions comme l'AGSAA et le SETRA. Et il se trouve que ce pourcentage n'a pratiquement pas changé en 10 ans, et c'est la même chose pour les 2RM.

Ainsi, si de grands progrès ont été obtenus pour gagner des vies, il y a également une baisse très significative des accidents et des dépenses, comme l'indique l'enquête de 2011 faite par la CNAMTS. Elle montre qu'entre 2003 et 2009, le nombre de dossiers clos ayant fait l'objet de recours auprès des assurances des responsables d'accidents du travail était passé de 17 985 blessés à 3 280.

Il apparaît donc bien, sur l'ensemble des documents consultés, une baisse très significative du nombre de victimes, mais depuis une dizaine d'années, la situation reste assez stable en volume de blessés. Par contre, les lésions sont de plus en plus vulnérantes sur le thorax, le rachis et les membres.

Et ce sont ces projectiles, que sont les motos de forte puissance, qui font de plus en plus de dégâts qui nous coûtent si chers.

Quel coût pour la collectivité nationale ? (7)

1 à 3 % du PIB (2 000 milliards en 2011), c'est le coût de l'ensemble des dépenses prises en charge par le contribuable.

Soit un chiffre qui, ces dernières années, allait de 17 à 20 milliards d'euros par an.

19 millions de Français payent l'impôt sur le revenu. Soit (théoriquement) une charge d'environ 1 000 € par contribuable et par an.

2,6 milliards sont dévolus aux frais d'hospitalisation, 1,2 à la prise en charge des séquelles, et 0,3 aux dégâts matériels.

Mais le poste le plus chargé est celui des conséquences des décès et des blessés graves impliqués dans les accidents, soit environ 13 milliards partagés entre État et assurances.

Au total, 20 milliards qui pourraient amender de 20 % le coût annuel du chômage et améliorerait de plus de 10 % les 250 milliards consacrés à la santé des Français.

Cette recherche typologique achevée, je me suis pris à rêver qu'avec les moyens numériques dont nous disposons aujourd'hui, le maillage humain si compétent déployé sur l'ensemble du territoire, on pourrait aller beaucoup plus loin dans la saisie des données et l'évaluation statistique : pouvoir ainsi disposer d'un catalogue fournissant le coût moyen global rapporté à chaque lésion traumatique selon sa topographie, sa nature et son coût (croisement des codages OMS/ONISR/CNAMTS). Il serait aisé pour la CNAM de prendre comme base de calcul une ou deux années pleines de victimes de traumatologie routière, dont les dossiers d'accidentés ont épuisé tous les recours, calculer les dépenses de soins par les GHM correspondant aux codes CIM 10 d'identification lésionnelle puis faire le calcul du coût global pour chaque catégorie de lésion. On parlerait alors de Groupes Homogènes d'Accidentés de la Route (GHAR).

Par exemple : quel est le coût moyen d'une fracture comminutive du 1/3 moyen de la diaphyse du fémur provoquée par un véhicule 2RM ?

On voit tout de suite l'intérêt que susciterait cette information pour les pouvoirs publics, les assurances, les usagers, les industriels, l'enseignement médico-légal et de traumatologie.

Et surtout, les CPAM, munies de ce catalogue précis, auraient à l'avance une idée exacte de la gravité initiale de la lésion.

Elles pourraient d'emblée ajuster au mieux les prestations à verser à l'avance aux intéressés et disposer d'un calendrier budgétaire prospectif pour chaque assuré, dès l'information de la catégorie lésionnelle communiquée par l'administration hospitalière.

De plus, à l'instar des GHM par accidents routiers (GHMAR), on peut imaginer qu'une extension soit également appliquée pour les autres victimes d'accidents : travail (GHMAT), domestiques (GHMAD), sportifs (GHMAS), etc. Il y a du travail sur la planche !

EFFETS DE L'ENVIRONNEMENT SOCIO-PROFESSIONNEL SUR LE FONCTIONNEMENT D'UNE UNITÉ D'HOSPITALISATION DANS UN HÔPITAL PUBLIC

La traumatologie est un remarquable indicateur des mouvements socio-professionnels dans l'environnement d'un Centre Hospitalier.

Les victimes d'accident traumatique ne choisissent naturellement ni le moment de leur accident, ni leur site d'hospitalisation. Les individus sont surpris dans leur vie quotidienne, c'est dire que l'examen chiffré de la fréquentation d'une unité hospitalière de traumatologie peut être utilisé comme instrument valable de réflexion sur la composition sociale d'une région. Cette composante est à verser au débat à l'ordre du jour sur les comptes de la Sécurité sociale et la charge des dépenses hospitalières. Or, les attributions budgétaires sont établies aujourd'hui sur un mode nouveau d'évaluation des ressources humaines et matérielles engagées pour chaque acte thérapeutique, et où tout est supposé pris en compte.

Dans cette entreprise initiée par la Direction des Hôpitaux, le but est de pratiquer une comptabilité par groupes de séjours. Ceci vise à une répartition adéquate du budget selon les activités comparées d'un hôpital à l'autre.

Mais ce calcul rigoureux ignore les différences flagrantes de charges supplémentaires d'une équipe hospitalière à une autre. Par exemple, l'enseignement est une charge spécifique connue, mais une autre nous semble commune et pourtant sous-estimée, c'est celle créée par le type de population hospitalisée.

En effet, on peut comprendre qu'à pathologie identique, la charge pour l'établissement hospitalier peut notoirement varier selon l'état psychologique social, professionnel et culturel des individus traités.

Chaque responsable médical a bien sûr une connaissance générale de la population à laquelle il a affaire au bout de quelques années de pratique. Mais cette notion est habituellement approximative. Aussi a-t-il été décidé au Centre Hospitalier Général de Saint-Denis d'engager une enquête socioprofessionnelle sur toutes les personnes hospitalisées dans l'Unité de Traumatologie de l'établissement et sur l'année 1994. C'est le résultat de cette enquête et les réflexions qu'elle inspire qui sont rapportés ici.

Le Centre Hospitalier de Saint-Denis est un hôpital général au nord de Paris. Il est l'hôpital public d'une circonscription d'environ 300 000 habitants. En 1994, 45 000 personnes se sont présentées au service Accueil/Urgences, dont 14 000 dans le secteur de chirurgie adulte. 12 000 d'entre elles relevaient de la traumatologie (85 %). Parmi elles, 884 (7,4 %) ont été hospitalisées dans une unité de 29 lits. Ce sont elles qui font l'objet de cette enquête. Cependant, 100 dossiers (11,3 %) n'ont pu être retenus, ce qui ramène l'étude à une base de 784 personnes entrées pour des lésions traumatiques variées de l'appareil moteur. 40 % d'entre elles avaient entre 20 et 40 ans. La doyenne avait 101 ans. Conformément aux chiffres de l'INSEE sur l'espérance de vie, les personnes les plus âgées étaient majoritairement des femmes.

23,2 % des sujets étaient des étrangers. La plupart venaient du Maghreb et de l'Afrique noire. 2 % venaient d'Europe de l'Est. Sur l'ensemble, 21 personnes étaient en situation irrégulière, et donc non solvables. En prix de journée, cela a fait perdre à l'hôpital environ 400 000 francs, soit 1,6 % de la dotation annuelle pour l'Unité de soins où ils étaient hospitalisés. 94,4 % étaient affiliés à la Sécurité sociale. Les 44 non-inscrits étaient les insolvables déjà cités, mais aussi 23 personnes qui ont été prises en charge par l'Aide Médicale Gratuite (AMG).

On notera que seulement 71 personnes sur l'année, soit 9,3 %, étaient des accidentés du travail. Ce chiffre, nous le verrons, signale déjà la minorité d'actifs dans cet échantillon d'hospitalisés.

En effet, si l'on compte les retraités (30 %), les personnes en invalidité (0,3 %), celles inscrites à l'ANPE (11,7 %), au RMI (0,2 %) et celles bénéficiant de la Sécurité sociale d'un membre de leur famille (17 %), on relève le chiffre impressionnant de 490 inactifs, soit 64,2 % de l'ensemble de la série. Sur l'année 1994, seulement 273 personnes (35,8 %) avaient un travail (256 salariés, 17 indépendants). 1 sur 3 seulement était donc un cotisant actif ! Ainsi, force est d'admettre que cette Unité de Traumatologie de 29 lits, avec une durée moyenne de séjour de 6,4 jours, a reçu durant l'année 1994, deux fois sur trois, une personne à la charge de la collectivité nationale.

Sur l'ensemble de ces adultes inactifs (N = 490), il y avait presque autant de personnes (237) en âge d'avoir une activité professionnelle en chômage que celles (273) qui avaient un travail.

Ces chiffres affligeants matérialisent naturellement la situation économique de cette région. Ils mettent en relief le rôle social de l'établissement public. Cependant, cette disproportion entre actifs et inactifs incite à se poser des questions sur l'avenir de l'établissement public en général. La part sociale de sa fonction est hypertrophique et finira par limiter son rôle principal qui vise par des soins spécifiques à réinsérer au plus vite dans la vie active les victimes d'un accident.

De plus, ce contexte socio-professionnel, que l'on ne trouve pas dans d'autres établissements situés dans un milieu différent, aggrave les délais d'hospitalisation et surcharge le personnel en contraintes supplémentaires.

On voit donc, au travers de ces chiffres, que la profession de santé peut changer radicalement : un chirurgien orthopédiste de Saint-Denis ne fait pas exactement le même métier que son collègue de la même spécialité pratiquant dans une situation socio-culturelle différente. Le personnel paramédical est aussi naturellement concerné. On peut donc concevoir qu'il serait juste d'évaluer objectivement et comparativement les activités de soins d'un établissement à l'autre en tenant compte aussi de ces différences. Une telle enquête, menée sur l'ensemble du territoire, pourrait permettre l'introduction d'une pondération dans les calculs d'attribution budgétaire aux unités de soins hospitalières.

Note n° 2 – juin 2016

Lorsque cet article a été publié, j'ai eu, le lendemain, la surprise de recevoir une demande de rendez-vous par les représentants d'un syndicat bien connu. Je les ai naturellement reçus. On me reprochait de stigmatiser une catégorie de population, et d'oublier la mission sociale de l'hôpital (8), au moment où se préparait la fameuse codification T2A des actes médicaux (2004), qui introduisait la notion de rentabilité à l'hôpital. Elle allait pousser le budget global aux oubliettes. J'ai écouté, et je n'en ai pas moins pensé que la question cruciale de la typologie sociologique énumérée dans ses moindres détails était une donnée cruciale préalable à l'évaluation des performances d'un établissement hospitalier et devait ainsi permettre d'ajuster une stratégie visant à équilibrer sa comptabilité.

Et, comme le montrait cette étude, le ratio en chômeurs, en retraités est un excellent indicateur de la fréquentation d'un hôpital public. On pourrait y ajouter les paramètres culturels, le taux de scolarisation et bien d'autres indicateurs qui posent la question brûlante des fichiers identitaires. Questions qui, sans les désigner clairement, étaient au centre de la rencontre anachronique avec ces syndicalistes. Délibérément ignorée pendant des dizaines d'années par les pouvoirs publics, cette inégalité socio-économique territoriale est pourtant criante (9, 10). Les médecins libéraux qui travaillent dans ces régions y sont confrontés par le taux élevé de la judiciarisation.

Pendant des siècles, la mission traditionnelle de « l'Hôtel-Dieu » était la prise en charge des malades sans ressources, des filles mères en couche, des enfants abandonnés et des vieillards errant dans les rues. Tradition chrétienne qui s'est structurée partout dans l'Europe chrétienne à partir du XIIe

siècle. De fait, le coût croissant de la santé et les résultats fulgurants accomplis par la médecine nous amènent aujourd'hui – et ce n'est pas le seul domaine – à admettre qu'il y a télescopage entre contraintes budgétaires, surcharge fiscale et exigence de la population.

Toutes données évidemment opposées et remises sur la table à chaque scrutin électoral. Notre fameuse paix sociale, dite à la française, qui n'a toujours pas abouti à une solution équilibrée. Pourrons-nous continuer ainsi ? 10 % de chômeurs, 54 % de citoyens exemptés d'impôt sur le revenu. Ce sont évidemment eux qui investissent les salles d'attente des urgences hospitalières, là où ils résident. Personne ne peut nier que ce mal social circonscrit à des régions entières génère une carte hospitalière à deux vitesses : les hôpitaux qui prolifèrent sur une patientèle sur rendez-vous et ceux qui vivotent au hasard des urgences. Plus souvent fausses urgences mais vraies consultations. En 15 ans, le taux d'urgences de ces établissements a augmenté de 50 %. Un hôpital qui affiche 70 % d'urgences présente un signe de mauvaise santé. Cela signifie un budget en constant déficit, des DMS astronomiques, une démotivation du personnel médical et surtout des auxiliaires accablés de travail qui finissent par déserter l'établissement, obligeant la direction à faire appel à des intérimaires dont le coût ne fait qu'aggraver le déficit. Pour le chirurgien « planteur » de prothèses et de matériel d'ostéosynthèse, cela signifie concrètement qu'à partir du mois de juin, il reçoit une note de la direction. Elle lui indique que le budget dédié aux implants est épuisé. La mise en œuvre de la codification à l'acte ne fait qu'aggraver la situation de ces hôpitaux soumis à une concurrence cruelle. L'impérialisme hospitalier des années 1980 a été remplacé par le territoire de chalandise. Jusque-là, le financement était déconnecté des réalités locales. Le nouveau mode de financement oblige l'hôpital à sortir de son sommeil autarcique.

Le réveil est agité. Il a radicalement changé la gestion de ces établissements qui se voient, en fin d'année, obligés de négocier comme des marchands de tapis avec leur ARS, dont les engagements léonins sont bien connus.

Outre, petit à petit, le refus de se voir attribuer du matériel lourd, qui pourrait améliorer leur image vis-à-vis des médecins locaux. Deux conséquences sont assez éloquentes :

- La première est la difficulté à recruter des praticiens vecteurs de procédés thérapeutiques actualisés, clés pour espérer attirer une nouvelle clientèle. Entrer dans ce type d'établissement les exposerait à en subir la mauvaise réputation, quelle que soit la qualité de leur prestation individuelle.
- La seconde est la défiance des médecins traitants locaux qui envoient leurs patients ailleurs, en particulier pour qu'ils ne soient pas capturés par les médecins hospitaliers en mal de recrutement. Ce taux de défiance est difficile à évaluer. Par contre, le taux de fuite de la population est facile à chiffrer. Il atteint parfois les 80 %.

On comprend alors que ces hôpitaux ne parviendront pas à remonter la pente, et ce d'autant plus qu'ils finissent obligés de prendre en charge une clientèle dont personne ne veut.

Ainsi, qu'on le veuille ou non, l'environnement socio-économique et la typologie selon le travail sont des marqueurs identitaires de l'hôpital public. Cet état de fait engendre des conséquences décisives sur la médecine qui s'y pratique et son organisation. D'ailleurs, l'ECHI semble avoir revu sa copie sur le rôle de l'environnement sociologique pour un hôpital, puisque parmi les 4 indicateurs de performance qu'elle affiche, on trouve en 3e position les « conditions de vie et de travail ».

Il est probable que la réforme dite GHT entraînera une cessation de certaines activités consommatrices de produits implantables dans les hôpitaux de proximité au profit d'établissements dont le revenu global leur permet d'y faire face. Que deviendra le personnel médical ainsi privé de cette activité pour laquelle il a été formé ? Mystère.

SÉCURISATION OU SOVIÉTISATION ?

Vendredi, 8 heures, une avalanche nocturne de fracturés est tombée sur le service. La journée va être longue pour les équipes opératoires : 3 poignets, 2 cols, etc. Personne ne répond au téléphone du bloc.

Je descends pour informer des modifications prévisibles du tableau opératoire : personne. Je tourne en rond, une infirmière anesthésiste émerge dans un demi-sommeil, il faut attendre 8 h 30. La première panseuse apparaît. Manque de chance, sa chef est en formation pour 2 jours. Sujet : les protocoles de sécurisation du contingentement des matériels. On est vendredi, le personnel tient sa sacro-sainte réunion de bilan hebdomadaire. Elle ne s'achèvera qu'à 9 heures. Gagnons du temps en prévenant les anesthésistes.

Le médecin affecté au service n'est pas encore arrivé et n'a pas vu les entrants de la nuit. Son chef prend un petit déjeuner à la cafétéria avant sa réunion de service de la semaine : pas question de troubler le rite devenu immuable et dont les débats sont, cela va de soi, agrémentés de café au lait et de croissants !

Il est 10 heures. Un stagiaire anesthésiste s'acharne sans succès à trouver l'espace péridural de la première future opérée. Enfin ! Tout est prêt. Le couteau à la main, je me tourne vers l'horloge murale de la salle d'opération, il est 10 h 45. Il n'y aura qu'une seule salle aujourd'hui par manque de panseuse ou d'infirmière anesthésiste, je ne sais plus. Il y a 5 patients à opérer à la « queue leu leu ». À 13 heures, 2 des 3 internes partiront pour un DU ou CU de microchirurgie ou de pathologie du sport...

Cette petite tragédie domestique, tous les pratiquants de l'établissement public la connaissent. L'exposé est d'ailleurs volontairement expurgé des conflits, hurlements et autres noms d'oiseaux échangés entre usagers de ce fameux « plateau technique », devenu ustensile totalement dévolu au bon vouloir des prestataires, maîtres du lieu. La salle d'opération s'est mutée en « salle d'anesthésie », « place du village » ou dépôt de matériel. Elle a perdu sa fonction première de « *theater* » des actes chirurgicaux : le chirurgien est gênant, on aimerait même le voir disparaître !

Comment en est-on arrivé là ?

Premier fléau : le plein-temps est devenu une nomenklatura. Installé dans le statut invulnérable de la fonction publique, le praticien hospitalier évolue dans un microcosme qui a autorisé toutes les déviations. Certains, d'ailleurs, finissent par ne plus voir du tout de malades, mais sont devenus des professionnels des commissions, des sorciers des votes truqués. La loi Debré qui fit faire un bond en avant énorme, a permis l'ancrage et le développement des techniques nouvelles, la continuité de la transmission du savoir et la prise en charge permanente de nos opérés. Mais les contraintes budgétaires ont fini par écarter de l'hôpital les précieux attachés, véhicules vivants d'un savoir-faire, constamment renouvelés et éclairés par leurs pratiques libérales. Nos cannibales des postes budgétaires ont tout simplement conduit à une séparation hôpital/ville et ce ne sont pas les soi-disant réseaux, dernière invention de nos chers technocrates, qui amenderont cette division mortelle.

Deuxième fléau : l'institutionnalisation des services d'anesthésie. Voilà maintenant au moins vingt ans que, petit à petit, on a vu les anesthésistes faire progressivement prévaloir les contraintes de service aux dépens de la personnalisation des relations avec les chirurgiens et leurs opérés. Les effets pervers de cette autonomie, violemment revendiquée, se font directement sentir sur la cohésion du groupe médico-chirurgical, au point de revoir ce qu'il y a de pire : un anesthésiste qui fait connaissance avec le patient en salle d'opération.

Troisième fléau : l'hypermédiatisation de l'entreprise de sécurisation à l'hôpital a été en réalité limitée par les moyens humains mis en œuvre. De plus, la préférence des uns ou des autres à passer des heures à s'enfermer en commission pour établir projets, protocoles, etc., plutôt que de faire la visite préopératoire, de participer aux décisions thérapeutiques collectives ou de faire une contre-visite, conduit à fabriquer une banque de documents inapplicables dans la réalité. L'addition est lourde, la machine est paralysée et la chirurgie finit par être une pratique contre nature.

Quatrième fléau : le bloc opératoire central, d'abord constitué de modules juxtaposés dans les années 1970-1980 pour des raisons bien légitimes d'économie, est devenu un véritable service central où il est pratiquement impossible de faire respecter un ordre commun pour des spécialités dont les contraintes d'asepsie et d'organisation sont d'exigence variable. L'exemple le plus caricatural a été l'introduction des « endoscopeurs » digestifs qui mobilisent le personnel paramédical, et surtout les médecins-anesthésistes aux dépens de la chirurgie conventionnelle.

Le climat est donc tendu, l'avenir est sombre. Que faire ? Une loi Debré à la carte, selon les spécialités ? Récupérer les attachés à l'hôpital avec charge d'enseignement ? Réunir dans un même site les équipes qui ont une vocation à travailler ensemble dans un lieu personnalisé et non pas collectif ? Autant de « pistes » sur lesquelles il serait souhaitable de se pencher à nouveau avant qu'il ne soit définitivement trop tard.

Trop tard, ce sera la fuite des jeunes de l'hôpital par défaut de pédagogie et de matériau indispensable à la transmission d'un savoir-faire exhaustif.

Souhaitons que l'esprit de mesure revienne et empêche que l'indispensable sécurisation de nos actes ne conduisent à la soviétisation paralysante de l'établissement public.

Note n° 3 – juillet 2016

Dix-sept ans après ce « petit conte » humoristique mais quelque peu rugueux, malheureusement les faits sont têtus :

- Désaffection des personnels de soins, toute catégorie.
- Postes universitaires non pourvus – impensable il y a trente ans.
- Émigration de professeurs vers le secteur privé.
- Chirurgie sur rendez-vous majoritairement pratiquée en secteur libéral.
- Misère qualitative des soins dans les hôpitaux de proximité.

Est-ce seulement une question d'ordre budgétaire ? Je ne le crois pas. Un seul exemple : l'aveuglement des maires d'agglomérations de moins de 30 000 habitants, accrochés au poste de président du conseil d'administration de leur hôpital, principal pourvoyeur d'emplois.

Il y avait donc un acte politique fort et en douceur à accomplir.

C'est fait avec la loi GHT (11). Mais ce n'est pas suffisant. Les acteurs médicaux et administratifs ont encore une douloureuse mutation volontaire à accomplir avant d'assainir l'atmosphère délétère de l'hôpital public.

Le regroupement territorial

Nous étions nombreux, et depuis longtemps, à plaider pour un regroupement autour d'un seul CHU, maître d'œuvre par région. Hôpital central entouré de satellites non universitaires incluant les cliniques privées jugées aptes, au cas par cas, à participer à l'enseignement et au service public.

Les avantages sont nombreux. En voici quelques-uns :

- Économie de moyens humains et mutualisation des plateaux techniques.
- Facilitation de la régulation des urgences par le SAMU.
- Répartition des postes budgétaires universitaires sur l'ensemble du territoire.
- Homogénéisation et contrôle de la qualité des actes médico-chirurgicaux sur l'ensemble du maillage.

Et je laisse de côté tous les effets sur la gestion administrative, qui ne pourront qu'alléger la lourdeur actuelle, non sans s'attendre aux récriminations syndicales habituelles.

Quoi qu'il en soit, les nouveaux outils de télétransmission, de vidéoconférence devraient faciliter considérablement cette entreprise.

La balkanisation de l'administration

La surcharge du travail administratif délesté sur les médecins hospitaliers les détourne de leurs tâches prédominantes : les soins.

Les unités PMSI, la numérisation ne les exonèrent pas d'un codage d'autant plus lourd à assurer que l'activité du service est volumineuse. À ceci s'ajoute une inévitable participation à diverses réunions et autres palabres ainsi qu'au contrôle de qualité de leur service. De plus, la séparation quasi étanche entre administration et médecins est un fossé qui se creuse de jour en jour. C'est pourquoi, ayant beaucoup fréquenté « le 8e étage », je me suis rendu compte combien ce monde administratif était loin de la réalité du terrain, outre l'usage d'un langage administratif théorique devenu abscons pour qui n'y baigne pas quotidiennement. C'est ainsi que j'ai été convaincu de l'intérêt que chaque service clinique soit pourvu d'un délégué permanent de l'administration. Par exemple, tout nouveau venu sorti de l'école d'administration hospitalière et récemment affecté pourrait pendant quelque temps être au contact des soins et du mode de fonctionnement des médecins. Il me semble que cette mesure réduirait les tensions le plus souvent développées sur l'ignorance mutuelle des contraintes de chaque protagoniste, pourtant embarqué sur le même bateau.

Aménagement de la loi Debré

Quelques années après sa mise en application (1962), la séparation avec la médecine de ville a commencé à se développer. On a vu petit à petit les postes d'attachés disparaître au profit de postes budgétaires plein-temps, et avec eux un savoir-faire irremplaçable. Ce sont eux qui assuraient la continuité d'un savoir pratique dans le service clinique où ils avaient été eux-mêmes formés quelques années auparavant. Ce sont eux qui amenaient des dossiers de cas rares qui demandaient un avis collectif et participaient ainsi à la formation des plus jeunes.

Aujourd'hui, l'hôpital est devenu un monde figé circonscrit à une sorte de ghetto, enchaîné par le statut de fonctionnaire. Cette reconquête des liens avec le secteur libéral devrait (à mon sens) contenir ces mesures :

- Participation des médecins de ville aux services des urgences sur tout le territoire. Éventuellement sous forme d'un service civil pour les plus jeunes.
- Réinstauration du statut d'attaché des hôpitaux.
- Concours de professeur associé ouvert au secteur libéral.
- Participation d'établissements privés, soigneusement évalués, aux stages d'internes des hôpitaux.
- Enfin, et je sais que cette proposition va faire couler beaucoup d'encre : passerelle public/privé pour les médecins. Ce

qui veut dire non seulement passage dans un sens, ce qui se fait quelquefois, mais surtout possibilité pour un médecin hospitalier de faire une demande de transfert transitoire dans le secteur privé, pour des périodes allant par exemple de un à cinq ans.

J'entends déjà hurler les idéologues du service public.

Si pouvait entrer dans les cerveaux dogmatiques le rôle déjà acté du secteur libéral pour le service public, cette proposition ne leur paraîtrait pas si étrange. Car le but de cette proposition est d'extraire certains médecins qui le souhaitent de l'atmosphère parfois étouffante de l'hôpital. Ceci insufflerait un vent nouveau dans une collectivité qui a tendance à se replier sur elle-même. Et après tout, ne serait-ce pas déjà une pratique courante, largement répandue dans le club fermé des diplômés de l'ENA ?

ACCUEIL-URGENCES : CENTRE DE TRIAGE OU TERMINAL DES INCOMPÉTENCES ?

Après vingt-cinq ans de pratique acharnée de la traumatologie dans différents établissements, après aussi une réflexion collective au sein du directoire du collège, après avoir organisé une enquête nationale sur les centres de traumatologie de notre pays, après avoir enfin visité de nombreux sites sur le territoire, lu puis relu tout ce qui a pu être écrit, était-il étonnant que deux nuits de suite, je fus agité par deux rêves absolument contraires et extrêmes. Nul doute que cette obsession de l'urgence, cette idée m'ait conduit à voir coup sur coup dans une vision irréelle, le meilleur et le pire. Je ne peux aujourd'hui résister à l'impérieuse obligation de raconter et décrire ces deux tableaux avant qu'ils ne disparaissent de ma mémoire encore fidèle.

1re nuit

Le rêve

Mardi, 7 h 45, la réunion du matin commence. Oh joie ! Tout le monde est là : le chirurgien de garde et son interne, rasés de près, chaussures lustrées, blouses immaculées impeccables ! Le médecin urgentiste avec un paquet des dossiers de la nuit sous son bras. Le médecin anesthésiste de la garde ascendante et celui de la garde descendante, tous les deux souriants et affables, apportant à cette réunion technique le climat chaleureux, le petit « plus » qui conduit naturellement aux décisions en commun. Tout est passé au crible. Le tableau opératoire est recomposé, la 1re secrétaire est arrivée à 8 heures et va pouvoir le taper, puis le remettre immédiatement à notre panseuse qui nous a rejoints et va précéder la 1re équipe opératoire. C'est le tour de l'urgentiste qui nous présente les petits bobos de la nuit qui l'intriguent et qui, au minimum, nécessitent un certificat initial dicté par un orthopédiste. Cet urgentiste, c'est ma fierté : il fait partie d'un groupe de 5 médecins généralistes qui ont souhaité s'inscrire dans la filière traumatologie de l'hôpital. Pour ce faire, ils ont accepté une formation accélérée de petite et grande traumatologie. Ils sont sous l'autorité du chirurgien orthopédiste de garde et travaillent en bonne intelligence avec l'interne. Le plus difficile a été la sélection : surtout pas de problème d'identité, des personnes saines. Un impératif : éviter la lutte des classes au sein de la filière ! Le résultat est spectaculaire : communication permanente et ascendante avec les équipes, pas de décision sans prendre conseil, y compris sur le bon de radio, ce qui a permis une économie de 40 % en temps de manipulateur et en dépense de films. Enfin et surtout, plus de plaies de nerf digital lâchées dans la nature, plus de traumatismes du genou qui n'ait pas été examiné par l'assistant. Naturellement, ce résultat quasi féerique, inimaginable dans la réalité, a une explication : les urgences traumatologiques sont sous la direction du chef de service d'orthopédie. Bien sûr, il y a une bifurcation pour que les polytraumatisés passent sous la responsabilité des réanimateurs. Bien sûr, dès qu'il y a une suspicion de comorbidité, on fait appel au collègue compétent. Il faut dire aussi que bien des facilités ont été fournies par l'administration : le local est vaste, de nombreux box, une salle de plâtres, un bloc opératoire contigu exclusivement réservé à la traumatologie, un poste de radio conventionnel inclus. Mais quel est donc cet hôpital que je vois dans mon rêve ? Je m'éloigne dans les airs et tel le LEM au-dessus du sol lunaire, je vois un immeuble quadrangulaire avec 4 entrées parfaitement distinctes et fléchées sur chaque face : Médecine interne et chirurgie viscérale, Traumatologie adulte, Médecine et chirurgie pédiatrique, Psychiatrie et urgences sociales.

2e nuit

Le cauchemar

Mardi matin, 9 heures, je suis en consultation. L'ambiance est agitée, on m'appelle dans un box : « Faut-il enlever cette botte plâtrée ? », me demande l'aide-soignante. Botte ou chaussette ? Je regarde la fiche noircie d'une écriture à peine lisible, je compte 6 fautes d'orthographe ! Apparemment, c'était une entorse de cheville. Juste dans le box voisin, une infirmière enlève des fils sur un index. De quoi s'agit-il ? La fiche d'observation parle d'un coup de cutter. La rixe a eu lieu il y a 10 jours. J'examine : plus de flexion active distale et anesthésie latero-radiale. Je reviens à ma place. On a enlevé, sur un jeune homme, la genouillère en lambeaux placée aux urgences il y a 6 semaines. Le quadriceps a fondu, le genou est raide, mais ne peut masquer un signe de Lachman solennel. Quel cauchemar ! Mon rêve me conduit naturellement à la source du mal : les locaux sont neufs, vastes, il y a des écrans partout. Manifestement beaucoup d'argent public a dû couler ! La chirurgie est séparée de la médecine, mais je note que tout le personnel est du côté médical. Y a-t-il une consultation permanente de médecine ? Je croise un médecin ébouriffé, apparemment très affairé. Sa blouse est sale, le stéthoscope autour du cou indique sa fonction.

Bien évidemment, l'orientation de l'ensemble ne peut être que médicale, la traumatologie est la dernière roue du carrosse ! Les postes budgétaires paramédicaux et médicaux sont presque tous affectés à la filière médicale…

Je me réveille en sueur. Heureusement, ce n'était qu'un mauvais rêve. Qui que ce soit de sensé ne peut engager un établissement public dans une voie aussi absurde et sans issue.

Note n° 4 – juillet 2016

Cet article avait fait l'objet d'un commentaire parfaitement juste par un de nos collègues. Il était en accord avec les questions soulevées, dont il avait apprécié le style ironique. Il avait insisté sur l'impérieuse nécessité de disposer d'une filière autonome intra-hospitalière en traumatologie : circonscrire un centre de traumatologie à l'intérieur de l'établissement. Solution en effet idéale, et qui a pu être réalisée hors de la structure hospitalière, mais qui est inenvisageable sur l'ensemble du territoire, ne serait-ce que pour des questions budgétaires et d'organisation. De plus, seize années plus tard, le paysage a complétement changé : la traumatologie routière et en particulier la grosse traumatologie a considérablement diminué – et c'est heureux. À l'époque, tout était encore organisé autour du ramassage des traumatisés de la route. De la prise en charge SAMU/pompiers jusqu'à la salle d'opération. Aujourd'hui, pour ce qui est des « vraies » urgences, la population majoritaire est représentée par les accidents domestiques et la médecine. Le recours à la réanimation a augmenté en flèche, et d'une manière plus générale, en dix ans, la prise en charge par les SAMU a augmenté de 12 %, la fréquentation des urgences de près de 30 %. Tous ces chiffres englobent une population extrêmement variée qui va de la simple consultation à la demande sociale d'hébergement, jusqu'à la mort imminente pour arrêt cardiaque. C'est dire que, sur l'organisation, la situation ne s'est pas arrangée. Et pourtant ce n'est pas faute d'avoir fourni au ministère un nombre incalculable de rapports. Des propositions très concrètes ont été fournies par les responsables du SAMU (12), en particulier pour améliorer le filtrage des blessés. Les diriger selon une carte régionale des établissements, classés selon leur habilitation, leurs capacités humaines, la qualité de leur plateau technique, un centre de régulation unique avec un seul numéro d'appel, sont des ingrédients qui ne peuvent qu'améliorer la prise en charge sur place, dont la réputation internationale n'est plus à faire. Et pourtant la devanture de l'hôpital, qui reste ouverte jour et nuit sur l'extérieur, continue à véhiculer une image négative. Chaque personne qui a attendu 4-5 heures dans la « cour des miracles », qualifiée de salle d'attente, suffit à la dissuader de revenir un jour dans l'établissement public.

Le fait est qu'il y a embouteillage par surcharge de cas en degré de gravité variable, qu'aucune personne extérieure au personnel soignant ne peut comprendre, chaque patient estimant qu'il est prioritaire, même s'il se présente avec un petit « bobo ».

La demande sociale est de plus croissante, elle est l'exacte représentation de l'état de précarité d'une partie de la population (13). Les unités HDJ, HCD et USI sont vite prises d'assaut. L'urgentiste prend alors le costume d'agent de tourisme hospitalier. Or, pour un chef de service soucieux de maîtriser son budget, ses DMS, la qualité de son recrutement, et donc son enseignement pratique, pas question de laisser le moindre lit de libre pour une pathologie indéterminée qui demandera un surcroît de travail pour le personnel déjà réduit en nombre, outre les difficultés de placement en fin de séjour. Au milieu de tout cela, on voit que la filière traumatologique ne constitue pas la première préoccupation, et donc les exemples de ratage donnés dans l'article qui précède continuent à croître et à embellir. De plus, on ne peut demander à un médecin urgentiste, même muni du diplôme, de savoir qu'un plâtre mal fait peut masquer de sérieuses complications, que l'examen rapide d'une blessure de la main peut engendrer plusieurs opérations et un arrêt de travail de plusieurs mois.

Alors que faire pour trouver le point de compromis sécurité/soins généraux ?

- D'abord la confiance entre professionnels de spécialité et de formation différente. Pas de conflits générationnels ni de classe entre professionnels.
- Un triage rigoureux dès l'arrivée des patients, exercé par un cadre infirmier diplomate et rompu à la prise en charge des urgences.
- Une architecture conforme aux différentes filières urgentes.
- Une consultation tournante de PH expérimentés de 8 heures à 23 heures. Lesquels prendront en charge dans leur spécialité respective les supposées urgences qui n'en sont pas.

Cette dernière mesure est décisive, car elle est la seule garantie d'une demande d'examens complémentaires ajustée au besoin réel du moment. Car l'un des facteurs obstructifs est la surcharge du poste de radiographie par des demandes trop souvent inutiles, qui peuvent être remplacées par un bon examen clinique ou être reportées lors d'une consultation ultérieure.

- Enfin, dernière mesure, qui demande une participation de l'ensemble de la collectivité hospitalière : la création d'un vaste service d'hospitalisation conventionnelle, rassemblant HCD et HLD – sorte de clinique ouverte – visant à recevoir toute hospitalisation prolongée non spécifique qui selon les cas sera prise en charge par les médecins ou chirurgiens qui se déplaceront pour mettre en œuvre leur prescription.

Une telle réorganisation serait une véritable révolution (française), car elle obligerait les équipes à accepter la mobilité hors de l'enceinte de leurs services respectifs.

De plus, cette organisation impliquerait que chaque praticien, quel que soit son grade, accepte de consacrer une ou deux fois par mois (selon le volume de la population médicale) une journée entière à la consultation-porte. Il semble que quelques hôpitaux se soient en partie engagés dans cette aventure.

CARTE VITALE : ENCORE UNE SUPERCHERIE ?

* Hurlements du côté du secrétariat. Madame Armanda P., que je viens de voir en consultation, est apparemment furieuse. J'accours auprès de ma secrétaire. Madame P. brandit, menaçante, une carte en plastique verte. Je calme la furieuse. Elle veut payer la consultation avec cette carte. Je lui explique qu'elle ne sert pas à cela. L'air solennel et un peu condescendant, elle sort alors de son sac à main un petit livret orange que je parcours rapidement. C'est en deuxième lecture, seulement, que je retrouve la petite phrase qui ne m'avait pas échappé et que la pauvre madame P., elle, n'avait pas remarquée (et pour cause, celle-ci était située à la page 11 seulement !) : « Ce n'est en aucun cas une carte de paiement. »

* 13 h 55, le trafic est dense, on ne sera jamais à l'heure au rendez-vous. Il y aura sûrement du monde à cet après-midi de « formation » que j'ai demandé sur le système « Vitale » pour ma secrétaire et moi. Un coup de téléphone portable à la CRAM du secteur, on nous attend. Ils sont vraiment aimables. Il est 14 h 30, on arrive en courant. Un beau jeune homme nous reçoit. Stupéfaction : il est seul dans une grande pièce moquettée, cossue, occupée par une dizaine de postes d'ordinateurs. Pas un seul médecin. La séance commence autour d'un écran, atmosphère feutrée habituelle des leçons d'informatique. Le formateur, agent de la Sécurité sociale, se défend d'une quelconque présentation partisane, mais trois seulement des dizaines de logiciels sont présentés. Un fort accent est mis sur le réseau France Télécom et un des deux boîtiers ! La séance dure deux heures, on ne s'est pas déplacé pour rien :

- La carte vitale est bien un mode de remboursement du malade, elle remplace la feuille de soins que chacun remplit au milieu d'une dernière phrase au patient.

En plaçant sa carte professionnelle (CPS) dans une fente du boîtier avec celle du patient dans une autre fente, le logiciel reconnaît les 2 protagonistes.

- « Maintenant, il faut saisir 2 ou 3 minutes », nous dit le jeune homme de moins en moins séduisant. Mais qui ? Le médecin naturellement, surtout pas la secrétaire. Le patient va donc attendre et subir ce moment pénible d'un médecin se détournant de lui, tout à sa tâche informatique ! Soulagement à la fin de l'après-midi, c'est la secrétaire qui, avec sa carte, pourra télétransmettre les saisies de la journée. J'imagine la scène de la secrétaire, l'œil rivé sur sa montre, à 18 heures pile. Gare aux retardataires ! Je calcule : minimum 20 patients multipliés par 2 minutes, le compte est bon. Je ne passerai pas 40 minutes à la place d'un employé de la Sécurité sociale. Mais, me dit le jeune homme qui commence à tomber en déliquescence : « Nous allons pouvoir faire l'économie de 300 postes budgétaires, si tout le monde s'y met ! » Bravo ! Sur le dos des médecins !

- Je commence à mesurer la nature de l'entreprise. Quand on sait le poids des syndicats, on imagine que ces 300 postes passeront très vite dans un autre secteur de l'administration.

- La séance s'achève, j'ose soulever la question du coût : combien et qui ? Combien ? Le boîtier + le logiciel + l'abonnement au réseau + la note de téléphone. Pas de réponse précise, mais ce n'est pas rien.
Qui ? Mais vous, naturellement, me glisse dans l'oreille et à voix basse, le formateur devenu vraiment odieux !

- Nous quittons les lieux, dépités et déçus. Un si beau jouet. Quel beau périphérique c'eut été pour notre belle installation informatique. Mais vraiment, quels idiots nous faisons !

Note n° 5 – juillet 2016

Cet article m'a valu, à l'époque, quelques lettres « contrastées ». Les unes applaudissaient la voix dissonante que j'avais osé manifester, les autres me traitaient d'homme du passé. Les deux scénettes visaient à dénoncer d'un côté le défaut d'information fourni à la population – toujours d'accord quand on lui fait miroiter l'espoir de recevoir des soins gratuits – et de l'autre le double langage d'une administration qui, sur le dos d'une innovation que personne ne contestait, en profitait pour se délester d'une partie de la charge de travail administratif sur le corps médical. Cet article pourrait passer à la trappe si aujourd'hui nous n'assistions pas à la même entreprise : le tiers-payant généralisé (TPG) (14).

C'est exactement ce qu'avait compris madame Armanda P. en décembre 1999. Sa carte verte, pensait-elle, était une carte bleue. Aujourd'hui, je ne sais ce qu'elle est devenue, mais je n'oserais me présenter devant elle, tant elle était en avance sur son temps ! Quant aux médecins qui, comme moi, avaient mis le doigt sur la stratégie d'évitement de la Sécurité sociale, ils sont les mêmes, seize ans après, à souligner que ce n'est pas à eux de faire ce travail administratif.

Quels que soient les allers-retours de la loi entre le Parlement et le Conseil constitutionnel, son devenir lors de la prochaine législature, la question de fond remise sur la table par les technocrates reste la même : acceptons-nous, oui ou non, une socialisation de l'acte médical en France ?

En lisant ce préambule, le lecteur aura compris que je n'y suis pas favorable.

Naturellement, que rien ne soit demandé au malheureux ramassé sur la voie publique et aux ALD, j'applaudis des deux mains et même je suis favorable aux soins gratuits (en particulier dentaires) pour les étudiants universitaires ou en formation professionnelle. Par contre, cette extension généralisée ne me paraît pas aller dans le sens de la liberté de choix et de l'engagement individuel, sachant que la personne doit faire une démarche volontaire pour consulter.

Du côté médical, se joue l'indépendance financière « sacrée » du corps médical. J'ai toujours dénoncé les dépassements d'honoraires (DP) pharaoniques pratiqués par certains de mes collègues indélicats qui prennent en otage leurs concitoyens. Par contre, vu les frais cumulés de secrétariat, d'aide opératoire et de prime d'assurance, il me semble légitime – s'agissant d'une demande de chirurgie de confort – que le tiers-payant trop souvent sous-évalué par la CCAM, soit haussé à une hauteur raisonnable par le chirurgien lui-même, et que l'intéressé soit dûment averti à l'avance qu'il y aura DP. La décision d'élargir le tiers-payant à l'ensemble de la population n'est qu'une extension de la CMU dont chaque consultant voit de près les effets pervers, depuis des années. Consultations injustifiées, répétées, encouragements à la consommation d'arrêts de travail, enfants non accompagnés envoyés avec la carte verte dans la poche, etc. La liste des turpitudes engendrées par un état hyper-protecteur est illimitée. On verra très vite les complémentaires de santé augmenter leur tarif pour ceux qui voudront être remboursés à 100 %, et bien entendu, les payeurs seront les contribuables de la classe moyenne – dite aisée – qui paieront pour ceux (55 %) qui ne payent pas d'impôt. Notre république laïque se doit d'être solidaire, sans doute, mais doit-on laisser impunément notre personnel politique – la main sur le cœur – créer les conditions d'une faillite collective et laisser une note sévère à la génération suivante ?

Il faudra bien, un jour, faire le choix cornélien entre couvrir sans compter les frais de santé et la charge du chômage.

L'ABLATION DU MATÉRIEL D'OSTÉO-SYNTHÈSE - CONSÉQUENCES ET SIGNIFICATION

Ce n'est pas nouveau : l'ablation de matériel peut être un véritable piège ouvrant sur une tragédie, une procédure civile, voire pénale.

Les exemples de pathologie iatrogène ne manquent pas dans la littérature : fractures spontanées itératives, blessure de nerfs sensitifs à l'avant-bras, voire plaies vasculaires au cours d'une ablation de matériel à la face interne de l'humérus. Les exemples et les sites de ces exactions ne manquent pas, ils pourraient être rappelés. Est-ce bien le fond de l'affaire ?

La 1re question est naturellement la justification de cet acte supplémentaire. En quelque sorte, l'ablation de matériel est-elle comprise dans le programme initial ? Ce qui d'ailleurs conduit à la question d'actualité : va-t-on jusqu'au bout du droit de l'information en négligeant de préciser au blessé les risques qu'il court bien avant que le traitement décisif ne lui soit appliqué ? Excepté le cas particulier de l'enfant chez lequel il vaut mieux éviter que la croissance n'engloutisse un matériel habituellement léger, c'est chez l'adulte que se posent les vraies questions :

• Qui décide de faire cette ablation ? Le chirurgien ou le patient ?
- Le chirurgien, en principe, parce qu'il est sûr que la consolidation est réellement acquise. Pour douleurs ? Mais ne serait-ce pas parce que derrière cette masse de métal se cache une pseudarthrose filiforme sans rupture de matériel ? Parce que le matériel gêne ? Douleurs dites « météorologiques »,

quelle en est la réalité ? Douleurs mécaniques ? Mais y a-t-il des signes objectifs de jeu autour du dispositif ?
- Le patient ? Savoir qu'on est porteur d'un matériel étranger, que rappellent complaisamment les portiques d'aéroport, ou encore des considérations confessionnelles voire un terrain psychiatrique jusque-là méconnu qui peut parfaitement se révéler et entraîner l'opérateur dans une aventure pleine de surprises...
Il y a aussi le statut « accident du travail » qui, sous le couvert d'une rechute, fournira quelques semaines d'indemnités journalières trop souvent revendiquées comme un dû !

• Qui fait l'ablation ? L'opérateur initial ? Mais monsieur Dupont, routier de son métier, accidenté à Nice et habitant à Lille, doit-il revenir au lieu initial ? Un apprenti chirurgien trop content d'avoir enfin le couteau en main ou encore au contraire frustré de se voir attribuer une activité ancillaire répétée considérée comme très subsidiaire, voire estimée dégradante ?

En fait, au-delà de ces réflexions assez banales et domestiques, l'acte d'ablation de matériel systématique pose des questions plus générales et fondamentales :

• A-t-on validé telle ou telle méthode d'ostéosynthèse en fonction des risques lointains dus à l'ablation ?
- Conditions de l'exposition opératoire et donc stratégie générale prévoyant la future éventuelle voie d'abord comme l'exérèse d'une tumeur après la biopsie. L'ostéosynthèse par plaque sur la face interne de l'humérus est à cet égard exemplaire.
- Propriété mécanique du système, son module d'élasticité rapporté à la pièce osseuse instrumentée et le type de fracture en cause. En d'autres termes, est-il raisonnable de tirer sur une mouche avec un canon de 105 alors qu'il suffit d'aller acheter une tapette à la droguerie du coin ? Là encore,

certaines fractures de la diaphyse humérale, pour autant que l'ostéosynthèse soit bénéfique, justifient-elles un montage « béton » par un clou verrouillé ? On se penche avec beaucoup de soins sur les propriétés mécaniques des dispositifs utilisés en chirurgie orthopédique, et c'est heureux, mais procède-t-on avec la même rigueur lorsqu'il s'agit de choisir un matériel validé par les instances de l'état ? Le risque iatrogène tardif est-il pris en compte avec la même détermination ?

• L'ablation de matériel occupant une part importante, voire majoritaire, d'un programme opératoire hebdomadaire ne serait-elle pas la face cachée témoin de l'utilisation de mauvaises méthodes ? Autrement dit, juge-t-on de la qualité d'un chirurgien sur le poids de métal qu'il pose sur le squelette de ses contemporains ?

À l'instar d'une collectivité nationale dont on dit qu'elle a perdu son âme quand le nombre d'étrangers est supérieur à 20 %, un chirurgien orthopédiste a-t-il perdu son identité quand son programme d'ablation de matériel dépasse les 20 % ? À l'inverse, vu la variété des matériels, la complexité des ancillaires et leur coût, on peut se demander s'il ne faut pas tout simplement créer des unités spécialisées en ablation de matériel !

En bref, maîtriser l'ostéosynthèse dans son intégralité, c'est aussi se préoccuper de l'acte final, de l'épilogue qui peut remettre en question le résultat final. Souvenons-nous du jugement cinglant de Voltaire sur les médecins : « Ils introduisent dans le corps qu'ils connaissent mal, des produits qu'ils ne connaissent pas du tout ! » On pourrait penser aujourd'hui que ce temps est révolu…

Note n° 6 – août 2016

Seize années après, j'avoue m'être bien amusé en relisant ce papier sur les ablations de matériel d'ostéosynthèse (AMO). Et puis, je me suis souvenu que je l'avais confié au BOF – feuille de liaison à visée domestique – estimant qu'il ne méritait pas autre chose qu'une piqûre de rappel. Or, je constate qu'à part les migrations de broche, les fractures pas toujours anecdotiques de matériel, voire les dépôts métalliques découverts pour des troubles dits d'intolérance de métal, il n'y avait, à l'époque, aucune étude globale consacrée à cette question pourtant brûlante.

En parcourant la littérature francophone de ces quinze dernières années, j'ai compté 28 articles qui y sont consacrés. Je ne m'étais donc pas trompé. L'alerte était légitime. Différentes séries montrent une proportion très variable d'AMO selon les pays et les équipes. Une équipe finlandaise affiche 80 % d'AMO du matériel mis en place dans ce service. À l'autre extrême, un service américain annonce 5 %. En réalité, tout dépend du matériel utilisé, de la traumatologie pratiquée, du comportement des chirurgiens ainsi que du paramètre religieux qui n'est jamais très loin dans certaines populations. Dans tous les cas, on ne peut pas éluder la question du coût de cette opération pas toujours indispensable (15). En France, une enquête faite à l'échelle nationale, au moyen de la classification GHM, a montré que le coût moyen pour la caisse de maladie était en moyenne de 1 240 € pour le secteur public, et de 723 € pour le secteur libéral. Ce biais économique devrait inciter quelques équipes à plus de responsabilité « citoyenne » sur leur ratio métal/plâtre et donc sur les méthodes choisies en traumatologie.

D'une manière générale, l'AMO reste une décision réfléchie non systématique (16). Elle renvoie aux méthodes utilisées, non seulement à leur bonne exécution (aucune vis ne doit dépasser la corticale opposée), mais aussi à leur légitimité.

Un exemple très actuel : à quoi sert une mise en place « mini-invasive » d'un matériel si, à terme il faudra une voie d'abord conventionnelle pour l'extraire ?

Sur le matériel

Fini les petites plaques folkloriques de Sherman qui se cassaient et rouillaient. Elles ont été remplacées par des produits biocompatibles et de qualité mécanique incontestable. Chronologiquement très rigides, voire massifs (type Helvète), puis petit à petit plus souples, se rapprochant du module d'élasticité des pièces osseuses à soutenir. L'enclouage a pratiquement réglé son compte à la plaque diaphysaire vissée, tant en termes de consolidation, d'infection, de relief et de facilité d'ablation secondaire. On a cru un moment qu'il serait possible de fabriquer du matériel résorbable et suffisamment résilient. Cette chimère industrielle s'est évanouie. Il en reste quelques broches et vis dont on ne sait ce qu'elles larguent dans l'organisme et les éventuelles réactions allergiques qu'elles pourraient engendrer à plus ou moins long terme.

Les deux métaux habituellement utilisés dans l'industrie sont l'acier austénitique et le titane. Ils ne sont en aucun cas mutuellement compatibles. Utiliser une plaque en acier et des vis en titane provoque un courant galvanique générateur de dépôts noirâtres. Le titane est plus cassant, attractif pour l'ostéogenèse engainante qui peut finir par l'enfouir, rendant parfois difficile son extraction plusieurs années après sa mise en place. Enfin, le titane peut développer ce qu'on appelle le soudage à froid, sorte de fusion par pression mécanique entre têtes de vis et orifices d'une plaque par déformation plastique des deux protagonistes. Il en résulte une fracture du col des vis lors des efforts de dévissage manuel ou motorisé.

Incidents, accidents, prévention

Ce sont des surprises de consultation à plus ou moins de distance de l'ostéosynthèse, faite par soi-même ou par d'autres.

- L'allergie au nickel est exceptionnelle. Il faut être un chirurgien maudit pour que cela tombe sur vous. Cela m'est arrivé pour une prothèse totale du genou. Une vaste nécrose cutanée pré-rotulienne avait conduit à l'ablation de la prothèse suivie d'une arthrodèse combinée à un vaste lambeau du jumeau interne. On imagine la satisfaction de l'intéressée.

- Le démontage du foyer de fracture au membre supérieur est toujours lié à une ablation prématurée du matériel, ce qui est très fréquent sur les embrochages trans-articulaires des doigts. Erreur commise, en général, par un jeune opérateur oublieux des délais habituels de consolidation. Mais il y a également des démontages tardifs, parfois plusieurs années après.

La plaque ou le clou verrouillé est enlevé sur un fémur. Quelques jours après, une pseudarthrose serrée se démasque. Elle était restée silencieuse même en charge. Un regard plus appuyé sur les radios préopératoires auraient dû alerter l'opérateur.

Inutile d'insister sur une évidence : un matériel qui se brise est un signe de non-consolidation.

- Le remodelage cortical par décalcification sur toute la longueur d'une diaphyse doit rendre prudent, surtout quand le segment est parsemé de trous de vis. Il est prudent de conseiller à la personne qui en est porteur d'éviter pendant au moins deux années toute activité physique susceptible d'exercer des contraintes en torsion du membre.

- J'ai gardé pour la fin la question délicate de l'infection sur matériel d'ostéosynthèse :

• Il a été montré sur une longue série de prélèvements bactériologiques que 10 % des dispositifs enlevés sans motif d'infection révélaient la présence de germes de contamination. D'où la règle de couvrir pendant quelques jours toute implantation de matériel inerte.
• Les bactéries ont une propension à adhérer solidement sur les surfaces métalliques et à y développer un biofilm qui les rend résistantes aux antibiotiques. C'est particulièrement le cas de toutes les variétés de staphylocoques. La conséquence crève les yeux : laisser un implant métallique au contact d'un foyer septique, même apparemment mineur, est contre-productif. Il faut tout enlever, changer de méthode : un moyen d'immobilisation externe excluant tout matériel interne.

Au total, on voit combien appréhender dans son intégralité cette question, parfois traitée avec désinvolture, conduit à se poser des questions sur les méthodes que nous utilisons par habitude. Étaler l'ensemble des paramètres économiques, techniques, compatibilité biologique, enseignement est une saine démarche, en particulier face aux sollicitations de toute nature sans que soit inclus ce geste considéré trop souvent comme anodin alors qu'il peut conduire le chirurgien au tribunal.

SUR LA CHIRURGIE

À l'âge de l'apprentissage, le futur chirurgien est un adulte ; et pourtant, il est comme un enfant face à une montagne de savoir-faire presque inaccessible. Le défi est d'apprendre les bases de la technique, la connaissance approfondie de la médecine générale, puis le domaine plus spécifique de la pathologie chirurgicale, partagée aujourd'hui en catégories bien distinctes, décrites comme des spécialités chirurgicales. Que d'années pour devenir chirurgien ! Dans un premier temps, l'obsession est de bien faire ce qu'on vous apprend et d'essayer de reproduire le mieux possible ce que font vos maîtres enseignants : une technique parfaitement réalisée, visible par tout l'aréopage d'un service universitaire, est à la fois une satisfaction personnelle et aussi un moyen de se distinguer auprès d'aînés qui jugent de vos capacités et peut-être de votre aptitude à accéder à l'excellence que représente à terme la filière universitaire. Mais le lecteur peut s'étonner qu'aucune allusion ne soit faite au principal intéressé : le patient. De fait, il est, disons-le, apparemment au deuxième plan, mais présent en filigrane : faire bien, c'est faire beau. Une belle radio postopératoire qui témoigne d'une intervention bien faite est la preuve d'un bon traitement. On est bien dans la ligne morale de Platon : ce qui est beau est bon pour l'homme. À ce stade, le jeune apprenti se contente de ce cadre moral, tout accaparé qu'il est par l'obsession de savoir opérer.

Mais cette étape de formation et donc de pratique ne répond pas à la question de savoir si l'acte, aussi beau soit-il, satisfait le besoin réel du principal intéressé : le patient. Je peux convaincre un patient de l'intérêt d'une opération chirurgicale, la réaliser à la perfection, sans me poser la question de savoir si le patient pouvait s'en passer, voire être soulagé par une méthode thérapeutique non invasive. C'est alors que souffle sur le jeune apprenti chirurgien l'esprit d'Aristote. Les faits, rien que les faits, ne proposer la chirurgie que lorsqu'elle est indispensable. Cela implique une prise en compte exclusive de ce qui est dûment vérifié dans l'indication opératoire : la pathologie en cause, la situation sociale, professionnelle et familiale, surtout quand il s'agit de statuer sur un handicap moteur.

Ce n'est qu'à ce moment que le jeune chirurgien commence à devenir opérationnel. Naturellement, les deux paramètres de cette instruction sont conduits en parallèle et en général assimilés en même temps. Cette description, délibérément assez sèche, masque un composant personnel que le clinicien enseignant remarquera à des degrés très variables chez les jeunes gens dont il a la charge : la compassion, la moralité individuelle qui n'est pas enseignée dans nos facultés et qui vient du milieu familial, de l'éducation confessionnelle ou civique.

C'est pourtant ce dernier paramètre qui va accélérer le processus d'accession au but final de la formation chirurgicale : le service à fournir à nos concitoyens. Malheureusement, force est de constater que, aujourd'hui, s'en tenir à un tel enseignement serait bien insuffisant et exposerait le jeune chirurgien à bien des désillusions.

Ce qui est décrit ici est déjà de l'histoire ancienne. Cela convient mieux à la génération précédente. On devenait un chirurgien en se concentrant sur l'apprentissage technique, agrémenté d'une bonne culture médicale et d'une morale à toute épreuve, sans compter une bonne résistance physique. Sorti du moule universitaire aujourd'hui et muni de ces outils, le jeune chirurgien serait bien déçu. Qu'est-ce qui a donc changé ? L'exercice du métier ? Pas tellement sur l'essentiel.

En réalité, c'est l'environnement et bien sûr l'exigence des patients : tout, maintenant et vite. Une telle demande a quasiment transformé (en termes judiciaires) le devoir de soigner en devoir de guérir. Une telle mutation culturelle a-t-elle été assortie d'un accompagnement de l'acte chirurgical par les tutelles administratives et juridiques ?

C'est le contraire qui s'est produit. L'instrument de travail s'est détérioré, l'encadrement administratif, déjà très contraignant, s'est considérablement alourdi.

En secteur libéral, les frais professionnels se sont envolés, conduisant à une pratique incontrôlable des dépassements d'honoraires. Que dire au jeune chirurgien enthousiaste et un peu naïf ?

D'abord, le choix de l'établissement où exercer : être capable d'évaluer sa situation financière, son respect des normes de sécurité, le nombre et la qualité des anesthésistes, le personnel de soins infirmiers et, d'une manière générale, la réputation de l'établissement vis-à-vis de la population et des médecins correspondants.

En répondant aux propositions alléchantes d'un établissement hospitalier (public ou privé), le jeune chirurgien mal informé prend le risque d'en épouser la mauvaise réputation.

Les lois de ces dernières années ont incontestablement assombri le tableau : les 35 heures de madame Aubry ont abaissé la capacité des établissements à faire face aux soins infirmiers élémentaires. Il est parfois devenu impossible de faire une visite postopératoire accompagnée du soignant, de sorte qu'on risque d'ignorer une anomalie que l'on aurait pu détecter à temps. De tels faits finissent par obliger le chirurgien à faire lui-même les actes infirmiers pour éviter le pire.

La loi Kouchner partait d'une bonne intention en imposant le droit à l'information. Elle ne prévoit pas de garde-fous, et laisse libre cours à toutes sortes de demandes en réparation de patients qui ne sont pas toujours bien intentionnés. Ainsi est apparue brutalement une surcharge en expertises médicales, qui, dans la plupart des cas, annule la démarche, mais que le chirurgien incriminé paye à prix fort l'année suivante par une police d'assurance en responsabilité professionnelle multipliée par deux, voire par trois. Un tel climat de défiance oblige donc le nouveau venu dans la profession à détecter les éventuels futurs procéduriers afin de les écarter de son programme opératoire. Que devient alors le nécessaire lien de confiance médecin/malade dans une telle jungle ? La loi a officiellement instauré une chirurgie à deux vitesses.

Enfin, que dire de la plus récente des lois qui, en plaçant le médecin traitant au centre de la décision de consultation chirurgicale, conduit le jeune chirurgien à voir une pathologie avancée qui avait disparu et qu'il va falloir réapprendre ? De plus, la loi Douste-Blazy amène à nos consultations des patients porteurs d'un lourd dossier d'examens complémentaires le plus souvent inutiles et générateurs de temps perdu. Il est à craindre que, à terme, le but atteint soit exactement l'inverse de celui qui est recherché. Ce qui ressort donc de cette analyse, c'est qu'à vouloir réglementer et policer un métier qui se portait bien grâce à l'effet prolongé d'un enseignement élaboré, construit par plusieurs générations de maîtres magnifiques, la France est sur le point de sombrer dans un grand sous- développement et ce, malgré les avertissements répétés des principaux protagonistes : les chirurgiens eux-mêmes.

Note n° 7 – août 2016

Cette charge en règle qui date maintenant de 2006 garde toute sa pertinence. Je n'en retirerai aucun mot. Maintenant que cette série de lois a fait ses effets, on peut en mesurer la conséquence n° 1 : la désaffection des internes pour les spécialités chirurgicales à risque. Il y a encore une vingtaine d'années, la chirurgie était prise d'assaut par les premiers nommés au concours. Trop souvent aujourd'hui, elle est choisie par défaut. Ce recul touche aussi bien le secteur public que privé. Il y a encore quelques années, il eut été impensable de voir des annonces de recrutement de chirurgiens dans la presse médicale généraliste, annonces initiées par l'administration hospitalière ou par une chaîne de cliniques privées. Les postes jusque-là si convoités de PUPH sont délaissés au profit d'une activité plus lucrative en secteur privé. D'ailleurs, que disent les statistiques officielles ?

70 à 80 % de la chirurgie sur rendez-vous est pratiquée en secteur libéral. On voit quelles conséquences se profilent à l'horizon : les jeunes apprentis chirurgiens n'ayant plus dans les Services Universitaires tout un pan de la pathologie, aussi simple soit-elle, ne pourront y être préparés. Chirurgie de la main, chirurgie du genou sont des exemples évocateurs de cette désertification. Sans y revenir longuement ici, il faut pointer du doigt la responsabilité politique qui continue à ignorer le bassin potentiel d'enseignement pratique dont dispose le secteur privé. Toute réforme qui fera du protectionnisme idéologique en faveur du public engagera lourdement l'avenir de l'enseignement de la chirurgie.

Ne pas prendre en compte cette complémentarité du secteur privé en matière de matériau pédagogique est un déni de réalité qui crève pourtant les yeux de n'importe quel praticien. Cette situation me ramène à mes premières années, où chaque été, au lieu de prendre un congé – sur les conseils de nos maîtres –, la plupart d'entre nous faisaient des remplacements de chirurgiens privés, lesquels venaient nous solliciter dans les services où ils avaient été eux-mêmes formés. Cette lignée naturelle ajoutait à l'assurance d'avoir une continuité dans le mode de pratique.

Je garde de ces quatre étés successifs de remplacement un souvenir indélébile : rencontre avec la pathologie dite « de ville », des relations humaines différentes de celles de l'hôpital.

À l'époque, nous étions au stade de l'internat. Aujourd'hui, un interne des hôpitaux serait incapable de faire un tel remplacement. Trop jeune, pas encore préparé du fait du glissement opérationnel vers le clinicat.

Sans verser dans le piège « avant c'était mieux… », force est de constater qu'un chef de clinique de première année était déjà un chirurgien confirmé, apte à prendre en charge toute la pathologie d'urgence. D'ailleurs, c'était sa fonction de soins principale dans l'équipe hospitalière. Et pourtant, dans l'esprit, les méthodes n'ont pas fondamentalement changé. Seuls sont apparus des procédés instrumentaux qui ont plutôt simplifié l'acte chirurgical enrichi par des explorations nettement plus contributives au diagnostic préopératoire.

Comme a pu s'en rendre compte le lecteur, je nourris quelques réticences à l'égard des princes qui nous gouvernent. Législateurs trop souvent attachés à placer leur ego avant l'intérêt de la collectivité :

- Moralisation ostensible.
- Réformisme contre nature.
- Déni de la réalité du terrain.
- Faire à tout prix « un coup » aux effets imprévisibles.

Autant de traits caractéristiques du « mal français » que je n'ai pourtant pas trouvés décrits dans l'excellent ouvrage d'Alain Peyrefitte (Fayard – 1976).

LE RISQUE CHIRURGICAL

Comme beaucoup de mes collègues, je ne suis pas satisfait des formulaires que nous soumettons à nos futurs opérés concernant l'information qu'ils sont censés recevoir lors de la consultation préopératoire.

Vous savez que ce document (signé) vise à protéger le chirurgien lors d'une procédure de demande de dommages corporels par le patient.

Ce document peut prendre plusieurs aspects : simples phrases générales d'engagement, indiquant que le patient est informé des risques de toute chirurgie ; ou, à l'inverse, pour chaque opération, un flot de données incompréhensibles pour quiconque n'a pas un minimum de formation médicale.

En réalité, le chirurgien se trouve pris entre deux feux : pas assez d'informations et une information sans grande valeur juridique ; ou trop d'informations, sans grande valeur non plus. Sans compter le risque de terroriser inutilement l'intéressé.

En fait, sur cette question, il n'y a pas que le fond qui compte, il y a aussi la manière de le présenter et surtout ne jamais poser d'indication opératoire à la première consultation.

Les chirurgiens ne sont pas les seuls à chercher la bonne solution : les assurances en RCP (responsabilité civile professionnelle) sont, elles aussi, intéressées par la possibilité de fournir à leurs adhérents un document qui limite les risques de procédures inutiles.

Note n° 8 – août 2016

Lorsqu'en mars 2002, la loi sur l'obligation d'informer nos futurs opérés a été rendue publique, certains d'entre nous ont découvert que même les médecins ne pouvaient échapper aux foudres du droit. D'autres, comme moi, se sont demandé si on ne se moquait pas d'eux. Notre formation clinique a toujours été accompagnée de cette mesure préventive et civique auprès de nos opérés : explications en consultation en présence de la secrétaire, explications lors de la visite préopératoire du matin en présence d'une infirmière, ré-explication dans le sas avant d'entrer en salle d'opération en présence de l'anesthésiste, enfin même mesure lors des visites postopératoires en hospitalisation.

Ce formulaire s'avère être a posteriori, sans valeur pour le juge. Pour le « politique », c'était une manœuvre ostensible et démagogique.

Il n'est pas exclu qu'en cherchant à matérialiser cette démarche non écrite de toujours, ce formulaire ait, au final, indiqué à certains futurs opérés (et leurs avocats) le profit qu'ils pouvaient en tirer.

La conjugaison loi 2002 + l'aide juridictionnelle + l'obligation d'une assurance RCP constitue un effet d'aubaine légal pour qui veut déposer une plainte, au moindre événement postopératoire imprévu.

Ainsi, le droit républicain a-t-il monté lui-même le décor de la judiciarisation hystérique à laquelle on assiste aujourd'hui. L'installation de la fameuse CRCI n'a rien changé à la surcharge des tribunaux. Lorsque le plaignant n'est pas satisfait d'une décision : que l'assurance du chirurgien et l'ONIAM ne lui accorderont aucune compensation financière, l'aide juridictionnelle ne lui coûtant rien, il peut continuer librement son itinéraire jusqu'au TGI.

Ces faits, avérés de multiples fois, ont quatre conséquences :

- La première est d'ordre socio-économique.

Les plaintes sont plus nombreuses dans les zones d'habitation où sévit un chômage endémique.

C'est ainsi qu'une fois je me suis trouvé dans une séance particulièrement éloquente.

L'expertise peut commencer.

Je compte le nombre de présents dans cette petite salle. Il y a à peine de place pour tout ce monde : l'expert et sa secrétaire, le patient que j'ai opéré il y a quelques années d'une méniscectomie, son avocat, le médecin de la CPAM, l'avocat qui m'accompagne et le médecin-conseil de mon assurance.

Il est 9 heures, la séance peut commencer. L'expert est particulièrement sourcilleux des bonnes pratiques de son art. La séance va durer quatre bonnes heures. Il faut donc subir l'histoire dans ses moindres détails. Écouter sans broncher l'itinéraire chaotique du plaignant, les multiples consultations médicales, ponctuées de lettres de confrères dont parfois les propos malveillants frisent le défaut de déontologie le plus élémentaire, parcourir un par un tous les documents inclus dans l'épais dossier, dont la plupart sont des redondances inutiles. Enfin, arrive l'examen clinique final. Il est 13 heures, on parvient au terme de cette pénible séance.

Conclusion : le patient n'a aucune séquelle, on s'aperçoit que non seulement il est en arrêt de travail depuis trois ans sans que personne ne soit intervenu, et qu'en plus, il bénéficie du statut abusif d'Accident du Travail, jamais vérifié.

Voilà donc un individu entretenu par les contribuables, sans contrôle depuis des années, des quantités de consultations et d'examens non fondés, et en prime des professionnels (expert, avocats, médecins) mobilisés et rémunérés pour rien sur la seule initiative (légale) d'un professionnel de l'escroquerie aux avantages sociaux.

Cet exemple montre très bien ce qui fait défaut à la loi : la rétorsion automatique aux plaintes abusives, comme d'ailleurs le prévoit le code pénal en cas de diffamation. En ne prenant pas en compte cet effet dissuasif, le législateur ne s'est pas rendu compte qu'il avait soulevé le couvercle d'une boîte de Pandore.

- la seconde conséquence est la réponse du chirurgien au moment de poser une indication opératoire dite « de confort ».

Je laisse délibérément de côté les cas du patient « limite psychiatrique » et de l'analphabète qui croit que la seule médecine valable passe par l'usage du couteau. Force est de constater que se dessinent, particulièrement en secteur libéral, deux façons d'appréhender la décision d'opérer selon les risques encourus par le type, le degré de la pathologie et la personnalité de ceux qui en sont porteurs. Aussi voit-on se dessiner deux types de chirurgiens :

* Celui qui a de l'expérience et un épais recrutement. Il a tout le loisir d'écarter les cas que son « nez » lui désigne comme des gens à problèmes (17). Une mobilisation de moyens disproportionnés avec l'établissement dans lequel il exerce, une reprise chirurgicale qui risquerait d'entraîner des complications septiques et une longue hospitalisation – contraire aux règles du PMSI – ou encore, une comorbidité qui engagerait tout simplement la vie du patient.

Après avoir tenté de dissuader le patient de renoncer à l'opération, et que malgré tout celui-ci insiste, il m'est arrivé de lui dire : « Allez voir un de mes excellents confrères, je ne suis pas compétent… » Attitude que certains estimeront sans doute contraire au principe hippocratique. Mais ceux qui n'ont pas dû affronter la chaîne anxiogène et artificielle de la judiciarisation n'imaginent pas quelles affres doit subir le chirurgien qui a essayé de rendre service et risque au final de s'en voir pénalisé (18).

* Le deuxième type de chirurgien est jeune dans le métier, fraîchement installé, il est impatient de constituer une clientèle, bousculé par les emprunts qu'il a dû contracter pour commencer à travailler, en plus du versement préalable de la prime d'assurance en RCP dont le montant ne fait que croître dans les spécialités « à risque ». Tous ces frais, l'incertitude de son avenir, le désir bien naturel de faire la démonstration de sa compétence le conduisent tout droit à faire des imprudences. Tout est en place pour qu'il organise lui-même des ennuis sérieux. C'est pourquoi, lorsqu'un de mes élèves partait dans la pratique privée, je ne manquais jamais de lui rappeler la règle n° 1 (mis à part les cas simples et les urgences) même si ce n'était pas justifié : ne jamais poser d'indication à la première consultation, informer le médecin-traitant de cette éventualité en lui demandant un avis écrit. Je ne crois pas que ce conseil ait été toujours suivi !

- La troisième conséquence de cette loi, la plus préoccupante, c'est ce que j'appelle la société des experts médicaux.

Je laisse à part les expertises en pénal et celles mandatées par les caisses de la Sécurité sociale pour ne retenir que les mandats délivrés par la CRCI et le TGI, dont le but est d'aboutir à une compensation financière qui sera versée par l'assurance du chirurgien. Leur augmentation annuelle est constante : environ 3 %/an en moyenne. Le taux de sinistralité chirurgicale enregistré atteint 50 % de l'ensemble des plaintes, essentiellement en secteur libéral. La très grande majorité a trait à la chirurgie fonctionnelle, ou dite de confort.

En tête la chirurgie orthopédique et la chirurgie bariatrique. Le plaignant, ou son entourage, estime que ses attentes ne sont pas à la hauteur des promesses qui lui avaient été faites. Il va s'employer à rechercher une faute que tout un corps professionnel va aisément extraire de l'itinéraire de l'intéressé. Ce que l'on qualifie « d'événement indésirable grave » qu'il est bien difficile de déterminer : était-il évitable ou pas ? Est-il dû au chirurgien ou à l'affection en cause ?

« Le dispositif d'annonce d'un dommage associé aux soins », fondement de la loi de mars 2002, n'a rien arrangé du tout. À vouloir obstinément laisser sa trace dans l'histoire législative de ce pays, un ministre irresponsable a entraîné toute une profession dans le désarroi, tant perdure un flou sur les modalités de cette annonce des bénéfices/risques, qu'il s'agisse de celui qui la fournit ou de celui qui la reçoit.

On peut donc dire qu'un « marché » du dommage corporel après chirurgie s'est progressivement développé, ce qui n'a pas manqué de voir monter en flèche le coût des primes des assurances professionnelles. Et, parallèlement, les professeurs d'université qui, jusque-là, étaient missionnés par les tribunaux, se sont vus supplantés par les porteurs d'un DU délivré par une chaire en dommage corporel.

Résultat : le degré de connaissance de la « démarche médicale » n'est pas assuré et passe au second plan.

Les éléments de preuve sont établis sur le volume d'examens complémentaires réalisés par le chirurgien impliqué et sur une connaissance livresque de la médecine.

Et je n'oublie pas les experts qui ont un compte corporatif à régler ou qui se sont lancés dans l'expertise pour compenser un échec en tant que médecin ou chirurgien consultant. Cette approche théorique de l'acte médical est naturellement accaparée par les avocats et les juges, dont la fonction est de ne retenir que ce qui est mesurable, ce qui est contraire à la médecine qui, par essence, est un art et non une science. On voit donc que dans les cas litigieux, ce sont deux langues qui s'affrontent, avec un net avantage pour les non-professionnels de la médecine. En réalité, mis à part les rares fautes impardonnables, donc à pénaliser, nous assistons à la désacralisation progressive de l'acte médical. Phénomène de société qui ne peut que s'aggraver vu l'ampleur de la commercialisation du tout service. Or, dans tout échange commercial, un désaccord, un engagement supposé non tenu, se termine au tribunal. Et il est aisé de prévoir que l'instrument numérisé qui investit l'acte chirurgical verra entrer dans le bal des impliqués les concepteurs, les créateurs et les distributeurs de ces machines qui ne manqueront pas de faillir aux promesses alléchantes qui les accompagnent.

- La quatrième conséquence, et non des moindres à long terme, est la désertification des candidats à se lancer dans l'apprentissage de la chirurgie. La longue durée des études, l'implication quasi exclusive dans ce métier sont déjà des raisons invoquées pour ne pas s'engager dans cette aventure. Son enseignement doit désormais être assorti d'une mise en garde sur les risques encourus. C'est pourquoi, moi-même, j'avais – sur le tard – suivi les cours du DU de dommage corporel pour introduire dans mon enseignement un cours juridique dédié spécialement à cet avertissement.

Aujourd'hui, en effet, les assurances estiment qu'un chirurgien libéral sur deux aura à faire face, au moins une fois par an, à une plainte d'un de ses anciens opérés.

Les sociétés modernes sont maintenant contraintes de débattre du risque qu'elles ont elle-même engendré ! C'est le revers de la médaille du progrès.

Les populations habituées au « tout, tout de suite » encaissent plus facilement les grands malheurs provoqués par la nature (inondations, tornades, incendies, etc.) qu'un préjudice provoqué par un des leurs. La responsabilité sociale est le champ clos des coups tordus puisqu'on a sous la main le supposé responsable. Qui fera valoir l'immoralité de l'orage qui a détruit sa maison ? Qui engagera des poursuites contre le tremblement de terre qu'a engendré un tsunami ravageur ? Fini le « coup du destin » qui externalisait la faute et incitait les victimes à implorer le ciel. La modernité a sécularisé un monstre aux mille têtes en furie, suivi par sa cohorte d'experts et de juges dont l'existence repose sur la prise inévitable de risque, même quand il s'agit de porter de l'aide à autrui. Quel désastre que ce « principe de précaution » institué sans discernement par son initiateur politique.

On va directement vers une pensée unique, celle de « aucune tête ne doit dépasser ». Pas de vagues, pas d'idées qui dérangent, la conformité absolue qui conduit toute une nation à perdre tous ses matchs dans la confrontation internationale.

SUR L'ERREUR DE CÔTÉ

Je peux me mettre à la place du malheureux collègue qui s'est trompé de jambe à opérer (*Le Quotidien* du 23 avril).

Une telle mésaventure n'arrive pas par hasard ; elle se produit essentiellement dans les grandes collectivités hospitalières. Tous les chirurgiens le savent et sont prévenus de cette éventualité qu'il faut parer au moyen de diverses mesures.

Il faut inscrire partout le côté à opérer : l'observation clinique, évidemment, le formulaire d'hospitalisation, l'autorisation d'opérer (plus récemment, je le fais indiquer par le patient lui- même).

Mais l'erreur est encore possible. Bien souvent, c'est une inscription contradictoire sur un des formulaires. Cela arrive sur les formulaires d'arrêt maladie et, heureusement, c'est sans grande conséquence pour le patient. L'erreur est d'ailleurs corrigée par les CPAM. C'est plus risqué dès que cette erreur porte sur un des documents d'hospitalisation, surtout quand le patient se trouve au milieu d'une cohorte hebdomadaire de futurs opérés. Mais j'ai vu aussi une erreur commise dans la présentation clinique d'un interne qui avait malencontreusement inversé une radio du bassin, ce qui a conduit le patient à une butée de hanche du côté sain.

On nous dit qu'il manque un protocole de validation, que des recommandations empêcheraient l'erreur de côté, comme si remplir un nouveau formulaire incantatoire suffisait.

En réalité, la réponse à ce risque est bien plus simple : il suffit de passer voir soi-même ses opérés de bon matin. Par simple courtoisie, mais aussi pour redire au patient ce qui va être fait et vérifier le bon côté à opérer.

Il faut être présent en salle d'opération avant le début de l'anesthésie pour confirmer une dernière fois ce qui a été répété quelques minutes ou quelques heures avant, au lit du patient.

Ce qui est en cause, c'est la question de la délégation de responsabilité dans la chaîne qui conduit à un acte chirurgical. On peut déléguer tout, sauf ce qui touche de près à l'acte lui-même. La responsabilité d'un chirurgien est totalement engagée sur cette séquence bien circonscrite.

J'ai toujours été choqué par les chirurgiens qui opèrent en musique, ou, pire encore, par la scène affligeante d'un patient étendu sur la table d'opération et qui doit subir les conversations personnelles des lendemains de week-end.

La malheureuse histoire de notre collègue marseillais n'est pas la première ; elle rappelle que le seul capitaine en salle d'opération est le chirurgien, qui y conduit un de ses patients.

Note n° 9 – août 2016

Voilà un sujet tabou que deux raisons entretiennent.

La première parce qu'elle révèle une faute médicale, la seconde parce qu'elle pose le problème de la délégation de responsabilité. De nombreux cas ont fait « la une » de différents médias. Chaque fois évidemment, la population est médusée qu'un tel accident puisse arriver. Plus qu'une pince ou une compresse oubliée dans un champ opératoire. Et il est vrai que cet événement peut être absolument dramatique, comme ce cas à Marseille d'un enfant paraplégique, auquel on a allongé le tendon d'Achille, seul muscle resté sain au milieu de groupes musculaires atteints. Ces erreurs rappellent aussi les conditions quasi opposées de la pratique chirurgicale en équipe, où la délégation des tâches est naturelle, à celle du secteur libéral, où la pratique est strictement individuelle.

La salle d'opération : un lieu sacré

Comme il est évoqué dans l'article qui précède, il arrive – alors que toutes les précautions ont été prises – que la faute soit commise au moment de l'installation. J'ai toujours interdit le moindre bruit ou les conversations inutiles en salle. L'opéré doit être installé sur la table par le chirurgien lui-même.

Mais la plupart des cas d'erreur ont leur origine en amont.

La valorisation du métier paramédical hors salle d'opération

Aujourd'hui, la question est cruciale, car d'aucuns, du fait de la surcharge de tâches administratives, du nombre de sollicitations diverses et variées, plaident pour une extension des responsabilités desdits auxiliaires de santé (19, 20, 21) : secrétaires, infirmières, et j'y inclus les internes qui n'ont pas de responsabilité juridique sauf initiative individuelle quand il s'agit d'aide à personne en danger. Le terme choisi par ceux (y compris certains professionnels paramédicaux eux-mêmes) qui veulent ainsi s'adjoindre un personnel plus engagé dans la responsabilité des soins est : valoriser les métiers paramédicaux. Projet généreux, qui sous ce terme séduisant, masque bien des obstacles :

- Quand il s'agit de confier la réalisation d'un acte technique tel que ECG, échographie ou radios, scanners et IRM, pas de difficulté pour la réalisation. Mais si sur place il n'y a pas de médecin, qu'adviendra-t-il de la découverte radiographique d'une lésion imprévue qui demande à réorienter l'exploration ? S'agissant d'une tumeur maligne, le patient peut parfaitement invoquer le retard à la décision.
- S'il s'agit d'un changement de pansement postopératoire où se cache une infection qui doit être évacuée immédiatement, peut-on compter sur la sagacité de n'importe quelle infirmière, aussi bien formée soit-elle ? Même risque de sanction judiciaire si cette perte de temps occasionne une aggravation de l'état du patient. Un plâtre trop serré peut engendrer un syndrome d'ischémie, par exemple.
- Autre cas de figure : combien de fois ai-je dû corriger une pratique inadéquate de rééducation motrice ! Si le kinésithérapeute avait été laissé seul ordonnateur, que de temps perdu.
- Enfin, j'en termine par le pire : un médecin anesthésiste préside à l'anesthésie sur deux, voire trois salles d'opération. Il est occupé dans une salle et laisse seul un infirmier dans l'autre salle. Arrive une difficulté simultanément dans les deux salles. Que se passera-t-il ? La loi est claire : le médecin doit pouvoir intervenir à tout moment… Le délégant reste responsable du délégataire…

La délégation de responsabilité juridique

Jusqu'à maintenant, cette délégation se faisait de gré à gré sur la base d'une confiance en un collaborateur qui avait fait ses preuves pendant plusieurs années. Cette confiance à laisser pratiquer des actes médicaux est établie sur des critères très précis de la personne. Son accord d'abord, sa capacité à déclarer une situation hors norme dans le cadre de l'activité qui lui est impartie, et surtout une loyauté à toute épreuve, à savoir admettre ses propres limites, déclarer un doute, ou même une erreur commise. « Out » donc les téméraires, les boutefeux, les têtes brûlées, et ceux qui, usant abusivement de cette confiance, se font passer pour des vrais docteurs auprès de patients crédules.

En 2008, la Haute Autorité de santé (HAS) a apporté (en apparence) des modifications à ce qui était juridiquement intangible. Il fut introduit la possibilité pour une équipe soignante de proposer un « protocole de coopération » à soumettre à l'Agence Régionale de santé (ARS).

De nombreux groupes se sont mis au travail. Ils ont fourni une série de rapports transcrits aujourd'hui dans le code de la santé publique.

Que doit en retenir un praticien toujours défiant à l'égard des grandes envolées de personne – bien sous tous rapports – mais éloignée du terrain ? Est-ce applicable dans la pratique quotidienne pour toutes les activités, et en particulier chirurgicales ? Est-ce raisonnablement envisageable compte tenu de la judiciarisation galopante ?

L'article L-4011-1 du code de la santé publique rédigé après ces recommandations est le suivant : « Les professionnels de santé peuvent s'engager à leur initiative, dans une démarche de coopération ayant pour objet d'opérer entre eux des

transferts d'activités ou d'actes de soins, ou de réorganiser leurs modes d'intervention auprès du patient. Ils interviennent dans les limites de leur expérience ainsi que dans le cadre des protocoles définis aux articles L-4011-2 et L-4011-3. » Dès la lecture de ces quelques lignes, on voit tout de suite le flou juridique qu'elles contiennent.
Quoi qu'il en soit – ce qui est fait est fait –, ces textes posent deux questions principales :

- Le médecin a-t-il un droit de regard sur le recrutement du personnel paramédical qui lui est affecté ? Question cruciale, quand on sait les contorsions des DRH pour trouver des paramédicaux, sans trop se soucier de leurs propriétés personnelles, du fait de leur rareté croissante, et partant, de la complaisance des jurys à délivrer le diplôme.
- Qui assumera la responsabilité civile et pénale en cas de faute commise par celui qui aurait été agréé et imposé à une équipe : l'ARS, l'administration, le médecin, le paramédical ? On voit poindre à l'horizon des imbroglios judiciaires sans fin.

En effet, l'analyse du texte émis en 2008 montre de manière éloquente la contradiction entre la volonté d'élargir le champ de compétences des professions paramédicales et le corset imposé par la loi. Aussi le langage utilisé est-il révélateur par les ambiguïtés qu'il véhicule. On ne parle plus d'acte, mais de mission, on ne parle plus de diplôme mais de compétence. Manière de « botter en touche » visant en réalité à rendre responsables ceux qui s'aventureraient dans cette entreprise. La seule proposition d'abrogation porte sur l'arrêté du 6 janvier 1962 qui prescrit la liste des actes autorisés ou pas à être transférés aux auxiliaires, même en l'absence du médecin prescripteur. Or les actes de cette liste – qui a maintenant 50 ans d'âge – portent essentiellement sur l'usage de moyens d'exploration anodins ou d'actes sans conséquence. Par contre, on se garde bien d'entrer dans l'espace des activités à risque où l'on sait que chaque acte, aussi anodin soit-il, peut conduire à une avalanche de complications dont l'épilogue peut être une mise en cause pour dommage corporel. Cette entreprise théoriquement vertueuse s'oppose en effet à la prévalence du droit. Cela explique la faible participation des acteurs de santé, excepté dans des spécialités à risques réduits voire inexistants. Le silence actuel de la tutelle administrative, qui a dépensé beaucoup d'énergie, en dit long sur les désillusion qui se font jours.

De fait, le bilan est bien maigre. En 2014, un premier bilan rassemblant tous les dossiers des régions relevait 91 protocoles collectés sur 21 régions. 38 (34,5 %) avaient reçu un avis favorable. En 2014, 25 avaient été mis en œuvre. Sur 13 activités différentes. Aucune spécialité majeure : essentiellement des secteurs techniques tels que l'exploration ophtalmologique, l'échographie, l'hospitalisation ambulatoire, etc.

Ce résultat affligeant parle de lui-même. Il traduit la défiance du milieu médico-chirurgical vis-à-vis de cette « usine à gaz » qui ne change rien au risque individuel de judiciarisation.

Dont acte.

CHIRURGIE : L'APPRENTISSAGE

Pourquoi choisir la chirurgie comme futur métier ?

Pourquoi précisément cette spécialité médicale plutôt qu'une autre ? Une vocation irrépressible qui s'imposerait comme la foi vous tombe dessus sans prévenir ? Balivernes. Le prestige ? L'argent ? L'action ?

En fait, quand on essaie d'en comprendre rétrospectivement les motifs, il faut bien reconnaître que c'est souvent l'influence d'un proche ou le hasard d'une rencontre qui a joué. Dans les deux cas, c'est une personnalité, un modèle dont on croise le chemin : premier stage hospitalier, spectacle émotionnant de la salle d'opération, personnalité forte d'un chirurgien qui semble receler un savoir-faire inaccessible mais visible. Aura d'autant plus remarquable que d'autres stages dans des services de médecine ont pu donner une impression de lenteur, d'inefficacité, voire de morosité, par défaut immédiat de résultat. Enfin, dernière hypothèse selon Freud et ses affidés : irrépressible besoin de modeler la matière vivante, faire subir à d'autres créatures les effets de je ne sais quelle névrose enfouie profondément. Allons, un peu de sérieux !

Au fond, ce choix de la chirurgie peut s'inspirer du tableau, assez élémentaire, mais si bien décrit dans ce film des années 1930 : *Un grand patron*, joué par ce merveilleux Pierre Fresnay.

Comme tout choix professionnel, celui de la chirurgie n'échappe donc pas à la règle du hasard.

Bien plus tard, une fois la période passée d'excitation des examens et des concours, on voit à des degrés divers des individus qui n'ont rien à faire dans ce métier. Trop tard ! En secteur hospitalier, ceux-là font souvent parler d'eux, mais dans des activités périphériques. On les voit plutôt pencher progressivement dans des occupations de gestion, d'organisation d'ailleurs si variées que tout individu peu motivé par la chirurgie peut s'y fondre tout en continuant à faire croire qu'il est encore chirurgien. Ce qui ne veut pas dire qu'ils ne rendent pas quelques services

On en vient donc à ce qui est en cause : l'identité du chirurgien. Possède-t-il des traits si particuliers facilement reconnaissables, nécessaires à l'exercice de ce métier ? Faut-il avoir un caractère d'acier pour résister au spectacle du handicap d'autrui ? Faut-il avoir les dons d'un sportif de compétition ? Est-il ce « macho » dépeint avec gourmandise par quelques distingués psychologues ? Est-il assez convaincu de sa supériorité de mâle pour juger que tout personnel féminin doit être écarté de ce métier ?

Toutes ces fariboles ne sont pas très crédibles. Comme dans tout métier, il y a des fausses routes, des choix de départ erronés dont j'ai indiqué les voies de rattrapage. Aucun des deux sexes n'y échappe.

En réalité, on trouve dans ce milieu toutes les catégories de personnalité. Elles s'adaptent avec plus ou moins de facilité aux nécessités de l'exercice, et au final, elles font aussi bien les unes que les autres.

Quelles sont donc les propriétés requises pour y arriver pour autant qu'on persiste dans cette voie ?

D'abord, il faut aimer rendre service. Il faut aimer les patients, me disait un de mes maîtres, mais avec le désir de voir sortir de ses mains un résultat concret. Aimer se servir de ses mains, aimer produire un objet, aimer le travail bien fait. Être un brin perfectionniste, certes dans l'acte manuel, mais surtout dans la globalité du résultat final. Cela exige de la persévérance et donc un engagement total.

Conséquence : mettre une croix pendant des années sur sa vie privée, ou en tout cas, être prévenu que son couple, sa famille risquent d'être mis à mal.

Je n'ai pas les chiffres, mais je dirais que deux chirurgiens sur trois ont dû affronter de sérieuses difficultés conjugales. Je doute qu'aux premières heures de son apprentissage, le jeune candidat chirurgien soit vraiment averti de ce qui l'attend. La prise de conscience est en général très tardive, alors que l'apprentissage est déjà bien avancé, et c'est bien là le problème. Pas question d'un retour en arrière. En tout cas, ce sont pour une bonne part les raisons qui, pendant des années, ont écarté les jeunes femmes de cette orientation. Certes, il y a les grossesses, mais celles qui choisissent ce métier ne sont pas des hommasses comme on les a décrites péjorativement. Elles sont comme partout ailleurs charmantes. Toute la difficulté pour elles est de bien séparer activité professionnelle et vie privée. Elles y parviennent souvent fort bien. D'ailleurs, ceci ne concerne pas que le genre féminin.

Dès le premier jour du changement semestriel des internes, je réunissais tout le monde, y compris le personnel du service. Et, publiquement, devant un aréopage ébahi, je ne manquais pas de sortir cette phrase adressée aux jeunes gens vigoureux dont je sais qu'elle est restée inscrite dans le souvenir de chacun des présents : « On ne couche ni avec sa voisine, ni avec sa secrétaire, et encore moins avec sa collègue ! » Je ne crois pas avoir été toujours écouté…

Cela dit, la féminisation du secteur chirurgical, notoire en milieu hospitalier public, indique que ce sont surtout les spécialités comme la chirurgie plastique, l'ophtalmologie, réputées moins exigeantes, qui sont le plus souvent pratiquées par ces dames.

Mais c'est de moins en moins le cas, car ce n'est pas tant qu'il faille beaucoup de force pour exercer la chirurgie, il faut surtout y consacrer tout son temps. L'évolution des techniques, la diversification de chaque spécialité, telle la chirurgie de la main ou la chirurgie sous endoscopie, permettent à quiconque de pratiquer en toute quiétude n'importe quelle spécialité sans la moindre contrainte physique. D'ailleurs, plusieurs années d'observation du genre féminin me conduisent à me joindre à ceux qui reconnaissent en la femme des qualités intellectuelles souvent bien supérieures à la moyenne des hommes. Sérieux, concentration, persévérance sont leurs atouts principaux.

Et c'est d'ailleurs dans le genre de scène dont je vais faire maintenant le récit, qu'elles le manifestent le mieux.

On est samedi matin, c'est la réunion hebdomadaire, le « staff » réunit tous les membres du service, du jeune stagiaire au patron. Ce rassemblement vise à réunir tous ceux qui vont décider du sort de chaque patient à opérer la semaine suivante. Ce rythme hebdomadaire n'est possible que par le travail préparatoire des internes responsables chacun de 3 ou 4 dossiers, le récit de leur histoire qui a conduit le patient à l'hospitalisation.

Chaque samedi (aujourd'hui plus souvent le vendredi) est une épreuve qu'il faut soigneusement préparer la veille ou l'avant-veille : examiner le patient de fond en comble, veiller à l'ordre chronologique des clichés radiographiques qui viendront appuyer au bon moment l'exposé des faits, qu'ils soient bien ajustés à l'histoire qu'il va falloir présenter devant un aréopage de professionnels qui auront l'oreille attentive, mais aussi l'œil rivé sur le présentateur – propreté de la blouse, état des chaussures, rasé/pas rasé, cravate/pas cravate, robe ou pantalon. Tous ces ingrédients donnent à cette réunion, où passent en moyenne une quinzaine de patients, une atmosphère de tribunal où le jeune présentateur est jugé sur sa contribution à préparer l'indication opératoire qui sera longuement débattue et décidée par les seuls « seniors ». C'est dans ces réunions que vous jouez votre avenir, c'est là que j'ai pensé comprendre ce qu'était vraiment ce métier pratiqué dans une communauté. C'est ce qui a renforcé mon choix : répondre au besoin réel des patients et non pas pratiquer une série d'actes spectaculaires – sans doute intellectuellement satisfaisants – mais pas toujours en parfaite conformité avec le besoin réel des intéressés.

Une anecdote révélatrice : Je suis l'aide opératoire d'un de mes aînés et comme souvent en fin d'opération, l'atmosphère est à la détente. J'étais jeune interne dans ce service où s'étaient passées les deux anecdotes rapportées plus haut. S'intéressant à mon sort, il me demande d'un ton paternel ce que je projetais de faire en fin d'internat. Je lui raconte cette histoire et l'impression qu'elle m'avait faite. Oui, dit-il, très bel exemple, mais ma question est : Veux-tu être professeur, ou au contraire, aller comme moi travailler en clinique privée ? Et il me raconte une histoire dont j'avais d'ailleurs vaguement entendu parler en salle de garde. Il avait connu un chirurgien, un de ses contemporains, qui s'était suicidé encore très jeune. Pourquoi ? À la période de préparation des concours, on lui avait posé la question : Que veux-tu faire, médecine ou chirurgie ? Il avait répondu et c'était de notoriété publique : Je veux être professeur ! Il n'avait pas réussi le concours… Ce qui comptait pour lui, c'était la couronne et non pas la fonction.

Ce qui trouble en effet la perspective des apprentis chirurgiens, c'est peut-être parfois le prestige attaché à la fonction. Mais surtout, c'est opérer, enfin, se servir de ses mains, mettre en application ce qu'on vous a montré pendant des années.

Il est vrai qu'au fur et à mesure qu'il avance dans le savoir-faire, le jeune apprenti est concentré sur la maîtrise de sa gestuelle, tel un sportif qui prépare un championnat, veillant à tous les petits détails pour passer la ligne d'arrivée.

Cette métaphore illustre assez bien cette période de formation chirurgicale. Mais quelquefois la fiction dépasse la réalité.

Ainsi cet anatomiste-chirurgien, par ailleurs excellent pédagogue, passionné par sa recherche sur le système veineux abdominal qui, en opérant un patient d'une hernie inguinale, tombe par hasard sur une rare anomalie. Le voilà pris de passion à en oublier qu'il n'est pas sur une table de dissection, et de se mettre à poursuivre la dissection de ce réseau veineux sans tenir compte de la hernie.

Heureusement, la vigilance de son jeune aide (encore moi) mit fin à l'épopée de cet anatomiste attardé qui n'allait sûrement pas dans le sens de l'intérêt de l'opéré.

Le mirage de l'exercice manuel peut tourner au diabolique.
L'itinéraire d'un chirurgien se déroule en trois étapes :
La première, c'est celle dont il est question ici, c’est celle de l'apprentissage. Période bénie où chaque jour est une découverte. Où les aînés sont des équivalents de demi-dieux parce qu'ils savent, qu'ils montrent et qu'ils vous aident.

C'est la période de l'internat où l'on agit par délégation, la période du pilotage sous contrôle. Aucun danger pour le patient. Le commandant de bord est là, et s'il le faut, il reprendra les manettes. Que les patients ne s'inquiètent donc pas !

La deuxième étape par contre est la période des plus grands dangers (pour le patient). Notre jeune apprenti sait déjà beaucoup. Il n'a qu'une envie après des années d'attente : prendre la place du commandant de bord. Si l'encadrement n'est pas contraignant, le jeune chirurgien peut se lancer dans des aventures qui peuvent tourner à la tragédie. Le désir de faire absolument, alors que l'expérience est encore récente, peut en effet conduire à de graves sévices. Non pas la mort, mais un handicap, difficilement rattrapable.

Ce que l'on appelle aujourd'hui en termes judiciarisés la perte de chance. Ce peut être une prothèse pas tout à fait d'aplomb qui se descellera au bout de quelques années ou encore une ostéosynthèse imparfaite qui ne conduira pas la fracture à la consolidation.

Cette période est donc dangereuse si ce jeune chirurgien n'est pas bridé, comme une puissante voiture automobile dont on aurait limité les performances. Pour ce faire, il y a deux voies. Sa propre raison qui contraint le jeune opérateur à de la prudence. Question d'éducation, de morale. Sinon, l'environnement, la hiérarchie qui observe, qui juge tous les matins : la crainte d'être exclu du groupe en cas de grossière erreur, sorte de terrorisme exercé judicieusement par le patron et ses adjoints qui l'ont subi eux-mêmes pendant de nombreuses années. Le climat de contrôle collectif, cette rigueur ont aussi largement contribué à mon orientation. Je m'y sentais bien, comme revenu dans mes bases.

Deuxième année d'externe en médecine. Un matin, l'assistant responsable de la salle où j'étais préposé m'entraîne avec un paquet de dossiers à présenter en réunion médico-chirurgicale.

C'est la première fois que je voyais le Professeur Merle d'Aubigné (dit PMA selon son acronyme).

On peut le considérer comme le fondateur de la chirurgie orthopédique moderne en France. Première rencontre du jeune candidat chirurgien avec le demi-Dieu. Un événement indélébile.

Nous étions dans les années 1960. PMA était le prestige personnifié. Inutile de dire que je me suis faufilé discrètement au fond du vaste amphithéâtre bondé de « blouses blanches ». Tout de suite, je perçois une atmosphère particulière, celle qui a baigné mon enfance : le temple protestant, sans aucune image ni représentation. PMA est assis au milieu de la première rangée, tel le pasteur derrière le pupitre ; face à lui, le vaste mur lumineux des négatoscopes recouverts d'un tas de radios. Lui tournant le dos, le chef de clinique, un grand gars devenu plus tard un ami, présente et commente des documents face à un patient assis sur un petit banc, terrorisé de se trouver au milieu de cet aréopage. Notre présentateur semble avoir des difficultés à conclure. PMA s'agite sur son siège, s'énerve devant ce qui lui paraît évident. Notre présentateur, tel un boxeur, vacille, il est au bord du K.-O. devant les remontrances qui, très vite, tournent aux accusations personnelles. Les critiques dérapent très vite sur le sens des mots qu'il a utilisés, leur signification, la sémantique, la grammaire… Tout y passe. Je suis sidéré. Je me revois à l'école du jeudi, debout au milieu des rangs, interrogé sur chaque mot des trois lignes du Nouveau Testament que nous, les petits huguenots rassemblés, nous avions à apprendre et dont il fallait surtout saisir le sens.

Cette scène met en relief le rôle décisif d'un exposé public, clair, exhaustif et bref pour être compris de tous, déterminant pour fournir de bonnes conditions à la décision finale. Contribution élémentaire à la garantie de sécurité pour les patients.

J'apprends avec étonnement et plaisir qu'une faculté de médecine de province a eu l'heureuse initiative de proposer des cours de latin à ceux qui, en cycle secondaire, n'ont pas eu le privilège de bénéficier de cet outil exemplaire de précision chirurgicale par son vocabulaire et sa grammaire. De fait, bien plus tard, je repérais, selon leur façon de parler, ceux qui parmi les internes possédaient cette base de données de ceux qui en étaient dépourvus. La différence était abyssale. Mais les années passant, la charge des responsabilités ne faisant que croître, on se prend à économiser le verbe, à devenir introverti, et même taciturne.

La troisième étape dans cet itinéraire chirurgical est naturellement la période de maturité. Elle est longue à venir, car la matière est dense et en continuel changement. Mais une fois les fondamentaux acquis, c'est la phase de l'action pleine et mesurée. C'est la médicalisation de l'acte opératoire, pratiqué selon les mêmes critères que tout autre acte thérapeutique.

La seule différence, et elle est de taille, c’est que le chirurgien doit être présent physiquement pour appliquer son art.

Une seule technique opératoire, même passée de mode, doit être retenue car elle peut un jour rendre service. Chaque chirurgien doit donc être une sorte d'archiviste ambulant, ou en tout cas savoir où retrouver la technique adéquate.

Le travail personnel de recherche bibliographique est donc essentiel. La mise à niveau, le renouvellement des techniques est une seconde nature. La grande erreur est de rechercher tout ce qui est nouveau et non pas ce qui a fait sa preuve.

C'est dans cette riche période que le bon chirurgien prendra plus de goût à la consultation. Le contact humain, la révision de dossiers. Revoir un patient vingt ans après, quel délice !

Mais cette maturation est-elle la règle ?

Malheureusement non. Certains demeurent à la seconde période et n'en sortent plus.

Je suis loin d'avoir oublié cet autre patron qui faisait beaucoup parler de lui. Son service était considéré, à juste titre, comme très pédagogique. Il était très demandé par les plus jeunes internes.

Les fameuses réunions du samedi étaient là aussi le moment clé de la semaine. Tous les rites étaient en place. Un résumé de la décision finale était dicté au magnétophone à la fin de chaque présentation, et ensuite dûment saisi en lettres de couleur rouge dans le dossier médical afin d'être bien en relief, signe de l'autorité inviolable de celui qui l'avait dicté avec solennité. Aussi le lundi matin suivant, nous sommes en salle d'opération. Ce jour-là, l'honneur me revient d'aider le patron, auteur de la décision « tapée rouge ».

Et voilà qu'en relisant le compte-rendu et pendant les ablutions hygiéniques des mains, il me dit : « Dites-donc, j'ai lu cette nuit un excellent article sur une nouvelle technique. On va l'essayer. »

Nous nous lançons alors dans une opération qui n'était pas du tout prévue et surtout parfaitement improvisée.

Voilà un bel exemple de type du chirurgien resté à la phase dangereuse. Je n'ai pas fait carrière chez lui...

Mais les temps ont bien changé. La chirurgie sur rendez-vous est maintenant majoritairement pratiquée dans le secteur libéral. L'hôpital, garant de la formation des jeunes, a perdu en vingt ans l'exclusivité du recrutement de la chirurgie dite froide. Ce sont les chirurgiens des cliniques qui possèdent maintenant le plus d'expérience dans cette pratique hors urgences. C'est donc tout un pan de l'enseignement qui échappe à ceux qui sont rémunérés pour transmettre ce savoir-faire. À ceci s'ajoute que l'informatique permet à quiconque, même isolé et dépourvu d'aide, de produire des communications scientifiques de très grande qualité et à fort contenu pédagogique. On le voit dans les séances annuelles des sociétés savantes. Elles disposent du matériau, mais elles n'ont pas vocation à le transmettre. C'est ainsi que se pose aujourd'hui, avec une grande acuité, la prise en compte de ce transfert du savoir-faire chirurgical.

Une réorganisation de l'enseignement pratique est devenue indispensable. Nous verrons plus loin comment l'envisager.

« Apprentissage » est à prendre au sens général du terme. Apprendre à des adultes est déjà une situation particulière, apprendre un nouveau mode de raisonnement et à se servir de ses mains pour pratiquer son art sur ses contemporains est encore un défi supplémentaire. Aussi bien le récepteur (l'apprenti) que l'émetteur (l'enseignant) doivent l'un et l'autre disposer d'une implication spéciale. Le professeur n'est pas devant des enfants dont la tête est vide, mais des adultes dont la tête est déjà pleine de connaissances médicales générales, mais vide du savoir chirurgical. Ces adultes entrent donc dans cette phase d'apprentissage à l'âge moyen de 25 ans. Ils disposent déjà d'un savoir médical consistant et pourtant ils doivent se glisser humblement dans le costume de simples écoliers. Le pédagogue a de plus devant lui des élèves munis d'une expérience avancée de la vie. Beaucoup ont une vie conjugale, certains des responsabilités familiales. Ce petit monde doit cohabiter en bonne intelligence. L'élève-chirurgien n'a plus la malléabilité d'un adolescent. L'enseignant doit donc prendre en compte des personnalités affirmées, et parfois des troubles irréversibles du comportement. La réussite de l'aventure exige de sa part un langage toujours ajusté à un aréopage prêt à le suivre, mais pas à n'importe quelle condition. Pas d'autorité abusive, mais pas non plus de familiarité. Autant enseigner à des enfants est facile et rapide (pour autant qu'ils aient reçu une bonne éducation), autant est-il obligatoire d'être crédible, d'accepter la contradiction, et de montrer l'exemple sans la moindre faille quand il s'agit d'adultes.

La Méthode d'Apprentissage Cognitif (MAC)

La science pédagogique s'est beaucoup intéressée aux moyens modernes de l'apprentissage. Ce fameux MAC signifie quelque chose qui nous est, et qui nous a toujours été familier, ce que ces savants docteurs de la pédagogie appellent « l'approche fonctionnelle d'utilisation des facultés mentales et des connaissances acquises ».

En lisant les principes de cette méthode, n'importe quel praticien sera étonné d'y trouver des évidences :

- L'apprenti a un rôle interactif dans son engagement. La contradiction à ses acquisitions préalables sont nécessaires. Il doit penser par lui-même et développer son esprit critique. Les admirateurs de Socrate y trouveront sa fameuse méthode maïeutique (sa mère était sage-femme).
- Sa motivation est la clé du succès final.
- Les acquisitions d'un savoir-faire ne se font pas uniquement par l'apprentissage des règles mais aussi par l'expérience.
- L'enseignant est également un éducateur, il transmet des valeurs sociales, des règles administratives, il inscrit son enseignement dans l'ensemble du dispositif sociétal.
- L'enseigné doit concilier ses centres d'intérêt théoriques avec un résultat concret.
- Toute représentation doit être confrontée à la réalité.

Quoi de mieux pour définir ce qu'est l'enseignement de la chirurgie ?

Ces maximes devraient être inscrites au fronton de toute salle de réunion des services universitaires.

Le langage

Procéder de manière péremptoire ? Jamais. Utiliser plutôt la litote. J'ai toujours agrémenté mon discours de cinq ingrédients, tout en citant chaque fois cet adage que l'on prête à Confucius : « L'expérience est une lanterne qui n'éclaire que celui qui la porte » et d'ajouter : « Hélas… Hélas… », ce qui faisait beaucoup rire mes auditeurs.

- D'abord le style « conversationnel ». À la place d'un discours continu et ample à la Bossuet, une série de questions et de réponses. Organiser parfois une sorte de scène avec deux ou trois personnages occupés à débattre de la question, l'un affirmant une chose et l'autre le contraire, introduisant ainsi d'une manière imagée et ludique les bases du dialogue didactique. Une certitude, ces petits tableaux laissent une marque indélébile dans l'inconscient des auditeurs.
- La répétition parsemée à toute occasion et dans des termes variés. Par exemple, je ne cessais de répéter : « Le plâtre est votre ami ! ». Je crois que cette plaidoirie insistante en faveur de ce moyen d'immobilisation ancestral a freiné quelques ardeurs opératoires.
- Résumer en permanence, afin de susciter le goût du raccourci. Cultiver l'exercice du mot clé qui frappe et est facilement retenu.
- User de métaphores, instrument vieux comme le monde, mais qui fait toujours son effet pédagogique. En exploitant le maximum d'images domestiques voire triviales que je ne saurais reproduire ici, mais qui font toujours leur effet sur des jeunes gens vigoureux.
- Le précieux humour enfin. Indispensable si l'on tient à entretenir une interactivité, voire une complicité, avec son auditoire.

L'attitude à avoir

Un trop fort guidage peut être contre-productif, il faut savoir laisser du lest, tout en ayant un regard appuyé sur le niveau de sérieux et d'application de l'apprenti. Même quand une erreur (et non une faute) survient, il est indispensable d'adopter une attitude positive, encourageante. Savoir au bon moment désigner ce qui doit être corrigé en développant l'algorithme auquel conduit l'erreur. L'apprenti doit prendre lui-même conscience de son erreur et éliminer lui-même l'idée fausse qui l'a conduit à sortir du bon chemin. Apprendre, c'est perdre quelques idées reçues au profit de nouvelles à condition qu'elles soient dûment validées. Pour éviter un repli, le pédagogue doit s'employer à en faire la démonstration au moyen d'exemples concrets comparatifs. Une acquisition ne doit pas être une simple connaissance supplémentaire, mais un outil qui sera utilisé. Cette étape franchie, on passe à autre chose. Une fois convaincu, le « récepteur » adopte en général la voie de l'imitation, et demande lui-même à être contrôlé. C'est la situation idéale parce que le « matériau » sur lequel se fait l'apprentissage est un être humain, endormi – sans défense – sur une table d'opération. C'est ainsi que la confiance entre élève et « patron » s'établit. Elle peut se poursuivre sans accrocs.

La culture de l'algorithme

Les réunions matinales sont le passage obligé du contrôle des dossiers des opérés de la veille et du jour. Ce n'est pas une réunion en comité restreint puisque l'ensemble du personnel est présent. C'est l'occasion de tester les connaissances des internes et leur niveau d'appropriation de la démarche thérapeutique.

Pour ce faire, je faisais tracer au tableau les axes ordonnées/abscisses d'un histogramme et inscrire d'un côté les éléments du diagnostic du futur opéré et de l'autre les méthodes envisageables choisies par l'impétrant lui-même.

En l'obligeant (nous sommes en public) à choisir les corrélations entre les uns et les autres, inévitablement apparaissaient les voies absurdes, et par élimination, se dégageait le seul procédé valable.

Je peux assurer qu'après six mois de cet exercice, devenu ludique, chacun quittait le service avec un solide bagage de raisonnement thérapeutique et n'avait plus qu'à épaissir sa base de données thérapeutiques dans d'autres services.

Les nouveaux médias d'apprentissage

Il est moralement très contraignant de confier un de ses patients à un apprenti chirurgien. Il est également difficile d'aider quand la technique n'est pas totalement maîtrisée. Différents ateliers d'apprentissage de techniques sur pièces inertes sont proposés, en général par des entreprises privées qui n'ont pas que des préoccupations pédagogiques. De fait, ces ateliers portent habituellement sur l'usage d'une instrumentation particulière (arthroscopie, chirurgie assistée par ordinateur, mise en place sur pièces squelettiques inertes de prothèses articulaires ou de matériel d'ostéosynthèse). Mais rien sur l'entraînement de l'acte opératoire quotidien que doit impérativement maîtriser l'apprenti chirurgien. Aussi, pour pallier ce défaut, j'avais passé plusieurs années à enregistrer sur des cassettes vidéo (le DVD n'était pas encore sur le marché), les techniques opératoires les plus fréquentes et ainsi proposer une vidéothèque complète que chacun pouvait consulter sans fin avant d'être aidé sur le vif.

Naturellement, Internet est rempli de ces séquences techniques, mais elles ne visent pas à être pédagogiques, disons qu'elles ont plutôt une connotation commerciale. Chacun de mes enregistrements était ponctué de pauses de commentaires afin de mettre en relief des étapes importantes de la technique. Cette méthode a eu un tel succès que de nombreuses copies ont été faites afin de se les repasser à domicile. Mais quel travail !

La recherche documentaire

Chaque mois, une réunion rassemblait l'ensemble des membres médicaux du service au cours de laquelle chacun faisait le résumé d'articles de la presse spécialisée qui leur avaient été confiés à l'occasion de n'importe quel cas traité dans le service. Occasion de tester les propriétés intellectuelles de chacun et surtout de mettre en exergue qu'il n'y a pas de science immobile, qu'à n'importe quel coin de la planète, un travail peut illuminer et changer notre point de vue (22,23). À ceci s'ajoute la nécessaire connaissance de l'anglais, puisque, malheureusement, la francophonie a perdu de sa superbe.

Ces rencontres pouvaient être aussi l'occasion de dégager une idée de publication. J'ai toujours tenu à ce que chaque interne participe à cette aventure vertueuse. Certains prolongeaient leurs recherches jusqu'à une communication au congrès annuel de notre société savante. Les moyens actuels sont sans commune mesure avec l'artisanat pratiqué par notre génération. Quand je vois le « big data » offert à domicile par Internet, je ne manque jamais de penser aux heures passées dans les bibliothèques, les grands tableaux sur lesquels on tâchait de trouver des liens qui a posteriori se révèlent aujourd'hui très approximatifs.

Le candidat à un article s'engageait dans un travail de documentation, d'écriture et de préparation orale que je ne manquais pas de surveiller de près, tant le résultat final est une sorte d'audit de la capacité du service à assurer une pédagogie de qualité. Ce champ d'activité intellectuelle reste un des critères de la sélection d'un candidat au concours de chirurgien hospitalo-universitaire.

À PROPOS DE L'INTERVIEW DU PR GUY VALLANCIEN

En tant que chirurgien orthopédiste, je pense partager l'opinion des collègues médecins ou chirurgiens qui sont quotidiennement en prise avec la pathologie fonctionnelle, toutes catégories. Retranscrite dans *Le Quotidien* du 23 avril, l'affirmation à l'emporte-pièce du Pr Vallancien sur la mort annoncée de la séméiologie et donc de l'examen clinique me surprend et m'exaspère. Elle me surprend mais ne m'étonne pas de la part d'un chirurgien viscéral qui a eu à prendre en charge des patients dont la vie était en danger, et qui donc a une perspective quelque peu biaisée. Elle m'exaspère parce que c'est exactement ce qu'il ne faut pas clamer aux nouveaux arrivants en médecine, car c'est faire miroiter la chimère d'un futur décideur médical devant un écran à commande tactile ou vocale, à l'instar du pilote d'un drone, loin des théâtres d'opérations. Cependant, il n'y a pas de doute que la panoplie des nouveaux moyens d'investigation et même thérapeutiques bouleverse et bouleversera de plus en plus la démarche médicale. Mais, encore une fois, il ne s'agit que de compléments, aussi sophistiqués soient-ils.

C'est tous les jours, en consultation ou au lit de tous les patients – du cas anodin au plus sérieux – que l'option finale est prise lors d'un ultime examen clinique, parce qu'est mis en évidence le détail décisif qu'aucune machine ne pouvait détecter. La machine ne remplacera jamais ce subtil aller-retour tripolaire entre le fait pathologique, l'état de connaissance et l'expérience du médecin.

Pour me faire comprendre, je ne vois pas mieux que de rapporter ici deux exemples pédagogiques inclus dans la deuxième édition de mon ouvrage *Chirurgie, l'envers du décor*

(Harmattan, juillet 2014, nouvelle édition, pages 35 et 36). La scène se passe au « staff » d'un service hospitalo-universitaire.

Madame Dubois souffre d'une arthrose de hanche, elle boite, prend depuis quelques mois des antalgiques de toute nature, mais elle n'utilise pas de canne. Oui, la radiographie est éloquente, mais faire une prothèse paraît prématuré. Le chirurgien qui a fait entrer la patiente pour l'opération a beau insister et défendre son point de vue, le patron n'en démord pas : pas de prothèse. Il est décidé de la revoir quelques mois plus tard après l'épreuve de la canne et des antalgiques puissants. La décision paraît d'autant plus raisonnable que la dame n'a pas plus de 60 ans (nous sommes dans les années 1970). Elle ne sera opérée que si les lésions anatomiques s'aggravent en même temps que le handicap.

Madame Dubois s'apprête donc à franchir la porte de sortie de la salle de réunion, convaincue qu'elle ne sera pas opérée. On entend alors la voix forte du patron :
- Madame Dubois, comment cela se passe-t-il à la maison ?
- Oh ! Professeur, mon mari est très malade, nous habitons au 5e étage sans ascenseur. Je dois faire les courses tous les jours, descendre les poubelles…
- Madame Dubois, je change d'avis, vous serez opérée la semaine prochaine d'une prothèse.

Cette observation n'aurait pas eu tout son poids pédagogique, sans l'entrée juste après de monsieur Martin. Il a 72 ans, boite sévèrement, s'appuie sur deux cannes-béquilles. Sur le négatoscope sont étalées ses radios. Elles montrent une arthrose de hanche droite destructrice. Dans la salle de réunion, personne ne discute, tant l'indication d'une prothèse paraît évidente. D'ailleurs, après un coup d'œil sur la démarche du patient et sa radio, le patron semble se désintéresser de son cas tant la réponse paraît élémentaire. Ce sera donc la prothèse bien que l'anesthésiste souligne un mauvais état cardiaque. Ill y a, dit-il, un risque vital notoire. Au moment où monsieur Martin se lève de son siège pour gagner la sortie, certain d'être opéré, une question fuse :

- Monsieur Martin, que faites-vous de vos journées ?
- Oh ! Professeur, je suis retraité de la SNCF, j'habite en banlieue avec un potager que je ne peux plus atteindre car je dois franchir trois hautes marches. C'est devenu impossible.
On conseille à monsieur Martin de faire construire un plan incliné sur ces trois marches. Il ne sera pas opéré.

Ne pas confondre modernité et but à atteindre

Ces deux exemples, que certains ne vont pas manquer de qualifier d'archaïques, résument la place décisive de l'examen clinique conjugué aux examens complémentaires et surtout in fine à l'évaluation du besoin réel du patient. C'est au contact physique du patient (dans 100 % des cas) et non par machines interposées, qu'un algorithme prenant absolument tout en compte, peut être déroulé. C'est d'ailleurs ce qui définit la démarche médicale dans toute sa noblesse (non pas une science, mais un art qui se sert des outils technologiques), et qu'en passant, nos tutelles ont bien du mal à comprendre.

Le mirage d'une médecine « instrumentée » est une chimère dangereuse car c'est ouvrir grande la porte à une cohorte de techniciens de la médecine, dont on peut imaginer les dégâts qu'ils vont commettre si on les laisse faire. Ce n'est pas la première fois qu'on tente de faire croire que les moyens toujours plus raffinés remplaceront un jour l'esprit humain en substituant de bien pâles reproductions à son inimitable perfection. En bref, entretenir ce mirage est une grossière confusion entre modernité et but à atteindre.

Le médecin (ou le chirurgien) du « 3e type » devra justement être formé à consulter la machine avec discernement. Il bénéficiera d'un gain de temps, elle lui fournira une base de réflexion et matière à comparaison.

Nous savons bien que les banques de données et les systèmes d'information sont d'une aide précieuse, mais ils ne se substituent pas à la démarche qui relève de la responsabilité d'un individu en chair et en os adossé à tout son capital cognitif.

Si on veut jouer à se projeter dans un avenir lointain, c'est plutôt du côté de l'éradication des pathologies qu'il faut se tourner. De fait, c'est plutôt dans une telle perspective que l'on peut prévoir la disparition du médecin de terrain (toutes pratiques confondues) au profit de praticiens experts de la prévention et de la prophylaxie.

En attendant, j'espère bien que la première règle enseignée à ces confrères de demain sera justement de se méfier de la machine et des incitateurs commerciaux qui se tiennent en embuscade.

Note n° 11 – août 2016

On peut comprendre que les secousses créées par l'arrivée du langage numérique, ainsi que les nouvelles connaissances en matière génétique, puissent provoquer chez certains des réactions excessives. Aristote aurait sans doute trouvé le juste milieu entre « technophobie » et « technolâtrie ». C'est la quête de ce juste milieu qui concerne directement les sciences médicales.

Il n'y a lieu, ni de nier la réalité qui crève les yeux, ni non plus de faire croire que le grand soir de la médecine traditionnelle est arrivé. Toutefois, il faut reconnaître que ces « technolâtres » ne contestent pas que la nature est bien faite.

Ils constatent cependant qu'elle est imparfaite. L'homme manifeste parfois de la maladresse ou un oubli. La machine est là pour l'en libérer et fournir une action répétitive sans faille. Il ne faut pas confondre technologie numérisée et technique, laquelle existe depuis que l'homme façonne des objets utiles. D'ailleurs, cette fonction se perpétue. Il suffit d'observer la profusion des nouveautés domestiques au concours Lépine. La technologie numérique est bien plus ambitieuse, elle prétend pouvoir un jour dépasser la capacité d'une partie des activités humaines, comme c'est le cas aujourd'hui avec la chirurgie assistée par ordinateur. Demain, elle prétend pouvoir remplacer le chirurgien et le disqualifier définitivement !

Est-ce possible ?

Le stéthoscope – pour reprendre l'exemple pris par Guy Vallancien – a permis d'identifier des symptômes dont l'interprétation était incertaine. Il est l'outil qui mieux que l'oreille tout contre le thorax du patient permet de mieux identifier les bruits de la respiration et du cœur. Pour autant, le stéthoscope n'a pas changé le raisonnement médical des pneumologues et des cardiologues. L'IRM, l'échographie et tout autre moyen intermédiaire sophistiqué poursuivent cette quête de la corrélation la plus étroite possible entre symptômes et compréhension de la pathologie en cause. Cette entreprise est mise en œuvre avec constance depuis des siècles par les médecins. Les promoteurs des « média-instruments » n'ont jusqu'à maintenant, jamais eu la prétention de se substituer à la raison et à l'expérience, mais tout simplement optimiser la qualité du diagnostic et du traitement. D'ailleurs, le terme homme augmenté est bien mal choisi. Le dictionnaire nous dit clairement : augmenter = rendre plus grand par addition d'une chose de même nature.

La machine est un agrégat de pièces inertes, elle n'est pas constituée de matière vivante. Les deux éléments juxtaposés ne sont, à l'évidence, pas de même nature. Sachant que ces dispositifs numérisés ne fournissent pas une valeur ajoutée quantitative mais qualitative, l'erreur sémantique est encore plus flagrante. Aussi le terme homme optimisé me paraît-il bien plus adéquat. Le dictionnaire est formel : optimiser = donner les meilleures conditions de fonctionnement.

La médecine n'est pas une science exacte, à l'instar de la sociologie ou de la politique. Qui peut penser qu'un jour un gouvernement républicain sera remplacé par une série de machines numérisées en réseau ?

Que la démocratie considérée comme trop imparfaite sera écartée au rang des vieux souvenirs puisqu'un « big brother » résoudra tous les problèmes de société et sera désormais le grand organisateur de l'Histoire ?

À une échelle plus modeste, peut-on imaginer qu'une machine contenant une puissante mémoire – agrémentée d'une collection de microprocesseurs – sera capable devant une névralgie mixte du bras par compression mixte dans le canal carpien et au rachis cervical, de dire quelle part appartient à l'un ou à l'autre ? Et pourtant c'est cette distinction qui va décider entre un acte chirurgical invasif ou anodin. Lorsque je reprends un multi-opéré du rachis lombaire, est-ce le « joystick » manipulé à distance ou ma main et mon expérience qui pourront éviter la plaie de la dure-mère ? L'enthousiasme pour les nouvelles technologies serait bien sympathique si on en restait là. Le risque est d'être hors sol, donnant l'impression d'aller du problème posé à sa solution sans appréhender la variété en nombre et en degré des obstacles à affronter. Le risque est également d'entraîner dans son sillage des décideurs capables de peser sur l'orientation de l'enseignement, sur les choix budgétaires et la politique de santé publique.

Pourquoi le succès d'une méthode appliquée à un seul patient est-elle en opposition avec une étude multicentrique ? Parce que le procédé considéré comme obsolète n'avait pas été saisi dans la base de données !

L'INPI (l'Institut national de la propriété industrielle) est un vrai cimetière. La durée de vie juridique d'un brevet (son renouvellement) est de 20 années. Seuls 5 % y parviennent.

Ce qui confirme l'adage : « Ce qui est bon est-il nouveau ? Ce qui est nouveau est-il bon ? » Or ces brevets sont, pour une grande part, des applications de la technoscience. Ils sont en général déposés, non pas par des professeurs Nimbus mais, par les collaborateurs de grands groupes industriels. Cette donnée a plusieurs explications. Celle qui nous intéresse ici est la rapidité d'élimination des 95 % autres souvent opposés à des dispositifs plus simples. Ce qui veut dire au bon sens.

Combien de désillusions quelque temps après la présentation fracassante d'un dispositif qui sombrera dans l'oubli ! On nous annonçait la disparition du livre au profit de la lecture sur tablette. Le livre ne s'est jamais aussi bien porté.

Émancipation et humanisme sont deux courants de pensée philosophique orientés vers un même but vertueux : l'homme au centre de tout. Promouvoir tout ce qui peut contribuer à « augmenter » sa liberté et son bien-être (24). Et pourtant ces deux courants se déchirent sur la place de la technique dans notre civilisation. Depuis que Martin Heidegger a lancé, dans les années 1930, son appel à « une révolution spirituelle », nombreux sont les philosophes qui ont pris des positions diamétralement contraires. Les uns se lançant dans la défense des traditions sociétales et culturelles, la promotion d'une économie écologique, la garde de l'éthique occidentale. Les autres les accusant de conservatisme obtus, estimant que la technoscience est un moteur décisif de l'émancipation des peuples non démocratiques et/ou sous-développés, un moyen de combler leur retard par le développement du langage numérique.

Pourquoi pas, si ce langage a une vocation universelle et désintéressée comme le pensait Leibniz, initiateur du langage binaire. Malheureusement, l'horizon est bien sombre. Il suffit de parcourir Internet. On y trouve les promesses d'un avenir radieux pour les handicapés. Grâce aux robots intelligents, leur déficience ne sera qu'un mauvais souvenir. Promesses aussi d'une médecine à la carte et de moyens thérapeutiques pilotés à distance par une intelligence artificielle dépourvue d'âme. La richesse du panorama ne peut que séduire le consommateur de base, et pour cause. Derrière ces belles intentions se prépare un marché juteux où trônent, sans se dissimuler, les grandes entreprises de la communication numérique, capables d'engager des milliards de dollars dans la perspective assurée d'un retour colossal sur investissement.

Qu'en est-il pour le secteur médical ?

Deux questions toutes simples résument les fondements de ce paradigme annoncé : qu'est-ce qu'on nous propose ? Est-ce bien la réalité ?

Si donc cela arrive, que verrons-nous se déployer devant nous et quelles mesures devront être prises pour s'y préparer ?

Les « technolâtres » de tout poil nous ensevelissent sous une avalanche de nouveautés qu'il faut examiner avec objectivité. Il n'y a évidemment rien à dire pour les explorations diagnostiques numérisées, pour autant qu'elles ne se substituent pas à un procédé existant plus simple et moins dispendieux.

Il y a quelques années, j'avais découvert le test de Gilliatt, neurologue anglais qui, en prenant la tension artérielle de ses patients, avait remarqué que la compression au bras de sujets porteurs d'un syndrome du canal carpien déclenchait les dysesthésies dans le territoire du nerf médian. Une publication (1953) faisait état de la fiabilité du test pour évaluer la gravité de la compression. Instruit par cette bonne idée, j'avais moi-même fait faire une thèse établie sur une série clinique d'opérés qui confirmait les dires de M. Gilliatt. Après une présentation à la SOFCOT (Société française de chirurgie orthopédique - 1984), je pensais que nous allions vers un usage plus économique de l'EMG (électromyogramme) qui demande plusieurs mois pour obtenir un rendez-vous. Rien de tout cela ne s'est passé. Le test est tombé dans l'oubli. Peut-être la menace de destruction d'emplois ?

D'une tout autre dimension, les explorations numérisées nous ont fait dans l'intimité de l'anatomie des organes. Tout est bon à prendre pourvu qu'il y ait convergence des bénéfices aux patients avec un développement économique contrôlé, tout ceci agrémenté d'une simplicité d'utilisation.

Avant d'argumenter la série des chambardements numérisés qu'on nous prédit pour un court ou moyen terme, il n'est pas inutile de rappeler la signification morale, intellectuelle et technique d'un acte médical.

Pour moi, c'est la rencontre entre un récit (celui du patient) et un homme assujetti au serment d'Hippocrate.

Ce récit commence par la manière dont le patient se présente après avoir franchi la porte de la consultation, sa maîtrise ou non de la langue et de la syntaxe, sa capacité à décrire son trouble dominant et la chronologie des faits, sa capacité à assimiler l'information et le déroulement du programme thérapeutique qui lui sera proposé.

Face à cette personne venue demander un service, il y a, en chair et en os, le médecin. Il est là parce qu'il est à l'extrémité d'une chaîne de formation qui a commencé par la maîtrise du langage médical (il vaut mieux qu'il ait fait du latin et du grec). Plus tard, il a appris comment fonctionne le corps humain intact, puis malade. Ensuite, il a été confronté à la réalité clinique, il a en particulier appris à ne pas tomber dans les pièges de la simplification diagnostique et des recettes standardisées. Cette somme de connaissances, acquise tout au long d'un apprentissage de plusieurs années, est maintenant inscrite dans son inconscient cognitif. Dès lors, il peut en quelques minutes comprendre non seulement le trouble, mais aussi le niveau culturel de la personne qu'il a en face de lui. De ce croisement entre humains va émerger la meilleure solution possible, spécifiquement ajustée au besoin de celui qui vient demander un conseil voire une prise en charge. Un autre patient porteur de la même pathologie et du même degré de handicap mais avec des caractéristiques personnelles différentes se verrait proposer un traitement un peu différent, car mieux adapté à son niveau culturel.

Voyons-donc maintenant les prévisions de Guy Vallancien sur ce que serait la médecine de demain sous l'influence de la révolution numérique, telles qu'elles sont péremptoirement exprimées dans son ouvrage (25) :

- La fin du « médecin à tout faire ».

Fini donc le premier contact du médecin-traitant avec un patient dont il connaît l'environnement et même peut-être d'autres membres de sa famille. Ce serait évidemment supprimer ce filtre indispensable qui, il faut bien le dire, fait trop souvent défaut aujourd'hui. Tout serait dans un logiciel. Il y aurait donc dans la pièce de consultation le patient, l'opérateur médical et l'ordinateur. N'est-il pas plus sensé d'imaginer qu'à la place du technicien soit un vrai docteur en médecine qui fera surtout de la prévention et de la prophylaxie, puisque nous allons vers une éradication d'une bonne partie de la pathologie avérée, ce qui justement ne l'affranchit pas d'une bonne connaissance clinique pour que son expertise soit correctement appliquée. Que je sache, les médecins hygiénistes ou du travail sont supposés avoir suivi un tronc commun de formation médicale. Et c'est heureux.

- Le nouveau chirurgien serait un « ingénieur opérateur ».

Certains blocs opératoires sont en effet munis de ces machines pilotées par ordinateur et munies de bras capables de faire avec précision des gestes standardisés.

Mais une expertise récente faite à la demande de l'AP/HP a montré que le bénéfice ne justifiait pas la prolifération de ces machines dans son parc hospitalier.

La durée opératoire mobilisant une salle et son personnel pendant toute une journée rend le dispositif incompatible avec un programme opératoire quotidien de plusieurs opérés. Le coût de telles machines et leur entretien cannibaliserait le budget de tout un établissement.

Par contre, il faut mettre hors de toute critique l'appoint de la navigation chirurgicale (ou chirurgie assistée par ordinateur), une avance objectivement majeure. Un repérage par scanner de l'organe à opérer est d'abord pratiqué et grâce au repérage préopératoire de capteurs fixés en des points déterminés, une caméra infrarouge les enregistre et l'ordinateur fait la fusion entre les deux cartes permettant au chirurgien – maître du jeu – d'être guidé avec précision et ainsi de terminer avec un implant placé sans défaut d'axe.

Nous sommes donc loin du chirurgien évincé de la salle d'opération par un robot-opérateur surveillé par un ingénieur. De plus, il ne faut pas oublier le rôle du couple chirurgien-anesthésiste, socle de la sécurité du patient à tout moment. On voit mal, également, un robot s'attaquer à des reprises sur des tissus déjà altérés par de précédents passages chirurgicaux.

Ainsi, autant le chirurgien d'aujourd'hui et de demain doit-il se préoccuper des moyens proposés pour améliorer la précision et l'innocuité de ses actes, autant apparaît-il chimérique de penser qu'il sera remplacé par un robot.

- Le personnel paramédical devrait être médicalisé.

L'intention est louable. Mais, comme on l'a déjà vu, est-elle vraiment réaliste ? Laissons de côté les auto-prescriptions suspectes d'examens devenus d'utilisation simple comme l'ECG. Depuis bien longtemps, ce sont aussi des manipulateurs qui exécutent des prescriptions de radios ou même de scanners et d'IRM. Mais heureusement il y a derrière la console un vrai docteur qui ajuste des coupes en temps réel lorsque se démasquent des lésions imprévues. Pratiquer des actes anodins et répétitifs n'est pas non plus inutile, même par le praticien lui-même. C'est lui qui connaît la médecine. Il remarquera un détail imprévu. Par exemple, sous un pansement apparemment innocent, une nécrose cutanée à exciser sans attendre.

Sans être particulièrement attaché à la segmentation arbitraire officier/sous-officier, il me semble que chacun doit être à sa place selon ses responsabilités et surtout son niveau de culture médicale. Un perfectionniste trouve toujours du plaisir là où il se trouve, quel que soit son grade.

- La responsabilité individuelle deviendrait collective.

Quand j'entends cette affirmation, me revient en mémoire cette phrase qui a rendu célèbre une ministre de la Santé après l'affaire du sang contaminé : « Responsable, mais pas coupable ! » Ce qui fait la noblesse de la profession de médecin, c'est justement d'assumer cette responsabilité individuelle tant comme médecin que comme citoyen. L'interposition d'une machine ou d'autres professionnels n'exonère pas le médecin de sa responsabilité pour la part de décision qu'il a été amené à prendre. En tant que chef de service, j'ai toujours assuré la responsabilité du choix de mes collaborateurs et des actes qu'ils pouvaient commettre si j'étais celui qui avait posé l'indication opératoire. Aussi ne suis-je pas favorable à la dépénalisation de l'acte médical. Par contre, il me semble qu'il faudrait aussi pouvoir pénaliser experts judiciaires et juges qui travestissent trop souvent la vérité en se basant sur des mesures et des images plutôt que sur la singularité de la démarche médicale.

- L'algorithme se substituerait à l'homme.

Pour rester dans le domaine pratique, pour moi, la machine numérique, munie de tous les circuits imaginables et de milliers de microprocesseurs capables de faire des corrélations multiples à grande vitesse, n'est qu'une aide qui se limitera à deux fonctions générales (26-27) :

* Éviter les incompatibilités de produits et de méthodes.
* Exécuter dans les cas complexes, et en un très bref délai, une étude épistémologique exhaustive, pour autant que le logiciel aura été régulièrement mis à jour.

- Le Dieu Internet. Pour un professionnel, c'est une bénédiction que de disposer à domicile de ce moyen d'information immédiat. Mais pour le patient dont le discernement est limité ?

Une jeune femme porteuse d'une tumeur des parties molles est opérée d'une exérèse biopsie qui se révèle être un sarcome rare et très malin. Une radiothérapie est prescrite. Elle consulte alors Internet et va voir une autre équipe qui refait les examens. Elle change à nouveau et fait ainsi le tour des centres parisiens à la poursuite de ce qui lui paraît le centre le plus compétent. Résultat : les séances de radiothérapie ne débuteront que 1 an plus tard. Trop tard. Ses poumons et son foie sont parsemés de métastases. Elle a organisé elle-même – grâce à Internet – son propre malheur.

Cette observation caricaturale ne fait que confirmer combien la vulgarisation de l'information peut se retourner contre l'usager devenu consommateur de soins comme s'il commandait un produit quelconque sur les sites commerciaux. Il est à craindre que demain, la médecine ne ressemble à un vaste panneau publicitaire. Et c'est ainsi que l'on verra l'automédication générer une nouvelle pathologie auto-iatrogène.

La prévalence de toute valeur mesurable chiffrée et statistiquement validée par rapport au « sens clinique » laisse craindre un appauvrissement de la qualité de l'acte médical. Demain on comparera les données enregistrées par des capteurs sur le patient à une base de données située à distance. Ce mode de comparaison disqualifiera la comparaison traditionnelle que fait quotidiennement le médecin : données de l'examen clinique à son expérience. L'avantage de la machine numérisée est son exhaustivité et sa rapidité. Le défaut de la pensée est l'incertitude, la lenteur et la sensibilité. N'est-ce pas une réflexion approfondie, par étapes, qui garantit le mieux contre des décisions précipitées ?

La machine numérisée conçoit l'organisme comme elle est elle-même : un assemblage de pièces dont l'activité doit sa stabilité à une énergie constante fournie par l'extérieur. Le contraire de la vie, dont chaque étape biologique succède à une transformation entropique.

Pour un médecin, l'organisme fonctionne selon le principe de la cascade, en même temps qu'il est un tout indissociable (28, 29, 30), tandis que la machine est une superposition indéfinie de circuits séparés du corps, apposés à l'esprit.

L'hybridation du cerveau par le numérique finira-t-elle par l'investir dans sa totalité ? Il semble bien qu'on en prenne le chemin. Il suffit de comparer le sommaire des journaux médicaux spécialisés actuels avec ceux d'il y a encore 20 ans.

La recherche clinique est progressivement supplantée par des articles portant trop souvent sur les applications mal circonscrites d'innovations technologiques au destin incertain. Cette floraison a des conséquences pédagogiques immédiates. Plutôt que l'apprentissage de la séméiologie clinique, nos jeunes étudiants iront vers les nouvelles prouesses technologiques qui prônent la standardisation des actes. Il est temps d'échafauder des programmes d'enseignement ouverts aux applications numériques, mais incluant l'enseignement traditionnel, seul garant d'une médecine non désincarnée.

Homo PRIMITIVUS versus SAPIENS ?

Les miraculeuses découvertes archéologiques de ces dernières années invitent l'homme moderne à regarder son passé avec plus d'attention.

L'écart entre singe et « homme inventif » commence à se peupler d'étapes que l'évolutionnisme darwinien ne pouvait que survoler. Un jour, sans doute, ceux qui grattent avec passion la terre, extrairont d'autres superbes spécimens qui contribueront un peu plus à reconstituer l'histoire de notre lignée. Grâce à l'identification tissulaire, l'homme de la rue comprendra un peu mieux le cheminement algorithmique qui l'a conduit à ce qu'il est. Par le processus d'élimination, mais aussi par les procréations croisées entre des groupes primitifs qui s'ignoraient et que le hasard des rencontres a conduit à l'affrontement puis à la fusion. L'homme pensant est donc composé de deux ou plusieurs parts génétiques en proportions variables qui, schématiquement, se résument en une part primitive et une part imaginative. Cette dernière ayant pris le dessus non sans convulsions internes, ce qui n'a pas échappé aux conteurs et philosophes de l'Antiquité.

Force est de rappeler ici le mythe prométhéen. Ce héros légendaire qui ose aller affronter Zeus dans son Olympe pour voler le feu – c'est-à-dire l'intelligence – pour compenser la négligence de son frère Épiméthée chargé d'attribuer à chaque créature vivante les attributs de sa condition, omettant de fournir à l'homme un moyen de défense. Cette conjugaison obligée du corps et de la raison va désormais occuper l'histoire de l'humanité. Opposition – sur terre – entre désirs et maîtrise de soi, contradiction entre besoin irrépressible d'infini et contraintes quotidiennes.

Stoïciens et Épicuriens, Moïse et Jésus, Augustin d'Hippone, Descartes et Pascal, et tous les philosophes qui les ont suivis, ont abondamment alimenté l'obsédante question de la séparation ou pas du corps et de l'esprit. Héritage naturel d'une longue mutation ou don divin ?

Quand tous les matins j'ouvre les yeux, ma première préoccupation est de faire ma toilette et de m'alimenter. Une fois ces petits besoins domestiques satisfaits, alors seulement je commence à devenir Homo sapiens, libre des contraintes que m'oblige un corps qui se rappelle sans cesse à mon esprit. La question est donc bel et bien, et toujours, ces deux fonctions que nous impose la nature : pensées enchaînées à un corps exigent ; bataille intérieure que nous devons mener chacun de notre côté, sans savoir à l'avance ce qui finira par prévaloir sur l'autre. Aurons-nous un cerveau libéré des contraintes domestiques, ou mènerons-nous une vie soumise aux besoins dominants d'un corps toujours plus prégnant ? Spiritualité versus consumérisme ? C'est l'alternative posée par un monde économique toujours plus envahissant.
Naturellement, le choix entre immortalité et retour à Ithaque, que notre légendaire Ulysse avait eu à choisir, reste une métaphore toujours d'actualité. Homère – se faisant le messager de la doxa du monde grec antique – avait sagement tranché pour la mémoire des hommes plutôt que l'ennui infini du statut divin. Le rêve d'immortalité réapparaît aujourd'hui sous sa variante technologique : l'intelligence dite artificielle. Va-t-on parvenir à créer un humanoïde égal, voire supérieur à l'homme, son créateur ?

Verra-t-on des circuits électroniques toujours plus performants supplanter le cerveau de Sapiens ? En bref, la construction subtile – pas à pas – de plusieurs milliards de connexions entre zones cérébrales se verra-t-elle coiffée au poteau par un homme augmenté d'une machine fonctionnant à la vitesse de la lumière ?

La culture cellulaire, les transplantations et la congélation d'organes conduiront-ils à une immortalité générée par le seul progrès technique ? Va-t-on vers une société où les relations avec autrui seront basées sur la sensibilité mécanique de capteurs portés directement ou par délégation sur des robots que des privilégiés pourront se payer ?

Autant de perspectives malgré tout soumises à la réalité d'un codage génétique hybride : héritage primitif plurimillénaire que les procréations successives ont mélangé à la composante Sapiens dominante dédiée à la fonction d'adaptation.

La créature humaine finalisée est donc sous le gouvernement d'un assemblage génétique schématiquement bicéphale avec lequel elle est sommée de composer à tout instant. D'un côté la lourde chape « struggle for life », de l'autre la part légère imaginative. Marquage autant déterminant à l'échelle individuelle que collective : les malheurs de chacun, les mouvements de l'Histoire sont soumis à la carte génétique forgée par le temps. A priori, destin marqué pour se perpétuer. À moins que dans le futur, des manipulations du génome ne bouleversent la donne. En attendant, ce support génétique bâti sur plusieurs milliards d'années d'évolution est une estampille caractéristique (et rassurante) des créatures « Primitivus/Sapiens » que nous sommes. En d'autres termes, le passé et l'avenir de l'homme sont déterminés par ses gènes.

Chacune des deux composantes de cette conjugaison biologique a des effets variant au gré du parcours de chacun et de l'Histoire de l'humanité. Parfois cause de fragilité, parfois cause de sursauts de courage et de lucidité salvatrice. Le spectacle ne s'arrête pas : reculs répétitifs alternés avec des avancées soudaines sont constitutifs de l'espèce humaine. L'imprévisible prévaut. Peut-on interférer sur cette horloge bien huilée ? Sommes-nous sous la dépendance du hasard ou d'une volonté divine ? Ou bien l'homme seul dans le cosmos tient-il dans ses mains les clés de son destin ?

Cette révolution en marche qui enivre certains, jusqu'à penser que notre statut biologique est renouvelable et atteindra un jour le niveau cosmique, n'est-elle rien d'autre qu'une utopie de plus ? L'idée d'un homme « augmenté » agite le milieu scientifique. L'aboutissant ne serait-il pas un Homo primitivus du futur, dominant Sapiens grâce à une technologie galopante, mais qui en ferait un esclave mécanisé indifférent à autrui ?

Note n° 12 – septembre 2016

Cette évocation à la fois paléontologique et génétique est adossée à trois acquisitions sur l'histoire des hominidés. Elles s'entrecroisent et se renforcent étrangement dans le temps. D'abord, les connaissances issues des découvertes du paléo et du néolithique qui ne cessent d'enrichir l'histoire des pérégrinations de l'humanité sur la surface de la terre. Ensuite, les observations des naturalistes du XIXème siècle qui, tels Linné, Buffon, Lamarck, Darwin et bien d'autres encore, ont contribué à enrichir notre réflexion ontologique, et même spirituelle (31, 32, 33).

Mais l'histoire ne s'arrête pas là.

L'observation « macroscopique » des créatures vivantes et de leur environnement s'est effacée devant la recherche biologique. C'est maintenant à l'échelle moléculaire, en laboratoire, que se trouve la grande explication sur la transformation des créatures vivantes et le mécanisme intime de l'hérédité.

La réponse définitive n'est pas pour demain. Mais il n'est pas inutile de faire le point.

Pourquoi Sapiens ?

Pourquoi Sapiens sort-il de la fin du paléolithique en grand vainqueur de ses rencontres antérieures avec ses cousins hominidés ? Contrairement à l'opinion commune, c'est un mystère. On peut en tout cas mettre à plat les données ratifiées et les hypothèses qu'elles génèrent en milieu scientifique. D'abord, une notion fondamentale est le chevauchement sur une longue période des rencontres entre groupes en mouvement (34). Rien ne s'est fait sur une courte période. Deuxième notion : rien ne s'est joué en un seul endroit, mais en plusieurs endroits en même temps et selon un déroulement variable dans le temps.

Cette dispersion explique évidemment le caractère ubiquitaire des découvertes de toute nature. De fait, l'analyse actuelle du génome valide la thèse des procréations croisées compatibles entre hominidés. Tout va changer aux environs de 10 000 ans BP (Before Present), c'est-à-dire avant notre ère, à cheval sur la fin du paléolithique et le début du néolithique lorsque la sédentarisation se développa autour d'un champ de blé, augmentée d'une domestication d'animaux (ovins, porcins, bovins) qui ne fuyaient pas rapidement quand on les chassait. Ce phénomène de sédentarisation s'est développé dans une région particulièrement riche, le croissant fertile du Moyen-Orient. C'est là que Sapiens trouve la sécurité et que la démographie se développe à grande vitesse contrairement aux groupes qui ailleurs continuent à vivre de la chasse-cueillette et où les mères transportent leurs enfants sur le dos, ce qui ne facilite pas la fertilité et l'enfantement. Cette saga expliquerait l'émigration en masse de populations déjà très avancées dans la maîtrise des outillages, de l'agriculture et de la domestication animale. D'où un refoulement des hominidés toujours nomades et beaucoup moins évolués. Pour aboutir à leur disparition. Ils finissent au sud de la péninsule ibérique. C'est là qu'on a trouvé les derniers ossements et outils des Néandertaliens avec lesquels ils avaient pourtant coopéré et proliféré. En réalité, cette hypothèse ne semble qu'en partie vraie. En effet, ces pauvres Néandertaliens étaient plutôt regroupés autour de la chaîne des Pyrénées et leur disparition a été, semble-t-il, brutale. Aussi émet-on l'hypothèse que le coup de grâce ait pu survenir à la suite d'une catastrophe naturelle : climatique, tellurique, voire même un impact venu du cosmos. Ce bref rappel pour souligner que les causes de l'émergence de Sapiens ne seraient pas aussi univoques qu'on veuille bien le croire.

Pour comprendre la transformation des hominidés, et la transmission des caractères acquis, il faut d'abord se retourner vers un très lointain passé avant de se pencher sur les données actuelles que nous fournissent les recherches sur le fonctionnement de l'ADN et de ses messages.

Qui a tué Adam ?

C'est Darwin lui-même qui reconnaissait à son rival Lamarck, ce qu'il estimait être son mérite premier : avoir détruit la chimère d'un homme d'emblée fini, installé tel quel par son créateur dans le jardin d'Éden.

De fait on peut dire qu'après Copernic – le père du géocentrisme –, Lamarck a contribué à démolir l'idée d'Adam et, j'ajouterais Nietzche, celle de Dieu ! Dès 1800 (discours au musée d'Histoire naturelle), Lamarck est en effet le premier à avoir mis en relief l'effet de l'environnement sur la transformation des créatures vivantes. Il est donc bien le premier évolutionniste.

Pour son malheur, bien qu'il ait eu mille fois raison, il n'a jamais pu en apporter la preuve expérimentale. Typiquement français ! Ce discours théorique lui valut d'une part les vives critiques de son collègue Cuvier, et d'autre part au final la frustration de voir le nom de Darwin au firmament de la gloire évolutionniste. C'est Darwin en effet qui en apporta la preuve. Belle leçon d'esprit scientifique et typique de la part d'un British ! Et pourtant tous deux – malgré les controverses qui opposèrent leurs successeurs – parlaient de la même chose. Disons que l'un était un transformiste évolutionnaire et l'autre un transformiste révolutionnaire. De fait avec le recul, les divergences paraissent bien minces, sans conséquence sur le fond, mais elles étaient réelles. Pour notre savant national, le transformisme obéissait à 4 règles :

- La vie tend à développer des créatures de plus en plus complexes.
- L'apparition d'un nouvel organe résulte d'un nouveau besoin.
- Leur développement est en lien avec leur emploi.
- Tout ce qui est acquis est transmis de génération en génération. Les nouveaux individus proviennent de ceux qui les ont précédés et ont subi ce changement.

Autrement dit, sous la pression de l'environnement, il y a transformation dans la continuité de la lignée et non élimination. Toutes les lignées proviennent d'une même créature, les divergences se sont opérées sous l'effet des ressources et de leur usage. Son exemple classique est le cou de la girafe qui s'est allongée progressivement pour atteindre les jeunes pousses du feuillage des arbres à la suite de l'assèchement de la savane. Il n'y a donc pas élimination de la lignée, mais développement ou atrophie d'un organe selon qu'il est exploité ou pas. Et ces caractères, une fois acquis, se transmettent de génération en génération. Lamarck prend donc en considération avant tout le besoin vital de la créature. Par exemple, pour les hominidés des premiers temps du paléolithique, c'est se dresser sur ses pattes de derrière et ainsi, par nécessité défensive et de chasse, de passer à la phase bipède.

Il faut retenir dans cette conception le paramètre nécessité auquel les créatures vivantes se soumettent et auquel sera adjoint le paramètre hasard quand il s'agira d'aborder les mécanismes biologiques de la transformation au niveau cellulaire.

Selon Darwin, l'évolution repose sur trois piliers :

- Les caractères sont variables au sein d'une même espèce du fait de l'environnement.
- Ce fait entraîne dès le départ une inégalité face aux chances de survie du fait de moyens variables et donc une disparition des plus faibles dans le « struggle for life ».
- Comme Lamarck, Darwin estime que les caractères acquis par les plus forts se transmettent par l'hérédité.

On voit bien là où est la divergence de jugement.

Pour Lamarck, tout est une question d'intention des membres de la lignée intéressée. Pour Darwin, l'évolution est subie et la survie ou pas en est la conséquence immédiate.

Cette dispute est largement dépassée parce que dans les deux cas, la clé du transformisme des créatures vivantes reste un mystère.

Ce rôle de l'environnement fut repris au début du XXe siècle par un mouvement appelé néo-lamarckisme.

Son intérêt, que nous allons retrouver quand il s'agira de la génétique, est d'avoir introduit, outre l'effet de l'environnement sur la transformation évolutionniste, une place liée au hasard, ce qu'ils appelaient empreintes, dues aux événements imprévus pouvant orienter vers des changements définitifs ou labiles.

On va voir que ce rôle du hasard est particulièrement pris en considération dans l'interrelation gènes/protéines. Est-ce bien nouveau ? C'est Démocrite, philosophe présocratique qui, le premier, parle de hasard et nécessité, aphorisme célèbre repris par Jacques Monod (35).

Le gène : représentant intracellulaire de Dieu ? (36)

On lui attribue le rôle de grand ordonnateur du phénotype de tout individu. Il serait aussi le lieu des propriétés de chacun, qualités ou défauts qu'il suffirait de localiser pour leur imprimer une modification aussi simplement que d'appuyer sur un interrupteur. Ainsi supprimer un handicap potentiel sur un embryon, changer la couleur des yeux, choisir par avance la taille, les goûts, voire même les performances intellectuelles ou sportives de nos progénitures. Enfin évidemment allonger la durée de vie, voire même prendre la place de Dieu en devenant immortel. Comme on le verra plus loin, la question est abordée sous un autre jour, mais qui met en exergue la caractéristique de la vie cellulaire : l'apoptose (37), c'est-à-dire la mort et le renouvellement permanent des cellules de tous les organes, autrement dit le vieillissement inéluctable selon une horloge que les parangons de l'immortalité voudraient démonter et munir d'un dispositif animé d'un mouvement perpétuel. Le vieillissement est à la vitalité ce que l'entropie est à la thermodynamique : il est irréversible.

Je m'abstiendrai d'entrer dans une polémique visant à se demander si ces perspectives sont raisonnables, morales ou souhaitables, voire spirituellement acceptables. Par contre, il est sans aucun doute intéressant d'examiner si ces projets sont des utopies passagères ou pas.

En faisant l'état des lieux sur le champ de la biotechnologie et de la manipulation génétique, nous apprendrons donc si, au minimum, ces perspectives sont pour demain.

Cette question est bien au cœur du transformisme. Mais pas une transformation façonnée par la nature sur une période de plusieurs milliards d'années. Cette fois, la transformation est initiée par l'homme lui-même et dans un délai si court qu'il défie toutes les valeurs traditionnelles.

Comme chacun sait – ou devrait savoir – le gène est l'unité de base de l'hérédité située dans les chromosomes nucléiques de chaque cellule. Les gènes sont situés sur un support protéique : l'ADN. Cette chaîne en hélice porte donc une multitude de ces principes de base qui détermineraient la morphologie et les traits de caractère de chaque individu. Son action passe par un transmetteur protéique, l'ARN, dont il programmerait la synthèse ainsi que les polypeptides qui le constituent. Chaque message confié à l'ARN serait indélébile et destiné à une cible précise, un organe, une tendance, le tout aboutissant à la créature ainsi prédéterminée. Laquelle, par la fonction de procréation croisée, peut transmettre héréditairement les caractères dont il est porteur à la génération suivante. En résumé, le dogme central stipule que le phénotype de chacun est le résultat d'un programme prédéterminé. Une cellule serait différenciée par une reconnaissance des éléments qui la constituent parce que dirigés par un signal fourni par le gène de l'ADN sollicité. C'est le modèle de la clé et de la serrure. Ce modèle implique que les molécules se reconnaissent et interagissent grâce à un codage qui conduira à l'ontogenèse.

Le lecteur averti aura reconnu la théorie du moule et de l'emboîtement des éléments naturels déjà avancée par Aristote il y a plus de deux millénaires !

Pour résumer cette conception dite réductionniste, chaque propriété suivrait un développement en 4 étapes :

- Les gènes guident la synthèse des polypeptides, eux-mêmes porteurs d'une identité codée.
- Les polypeptides de forme linéaire se convertissent en protéines tridimensionnelles.

- Les protéines reconnaissent leurs niches respectives et se multiplient en amas différenciés pour constituer des organes puis un ensemble de plus en plus complexe : la créature vivante.
- L'organisme ainsi constitué n'aurait d'autre fonction – sans état d'âme, ni sentiments – que de jouer le rôle de transmetteur héréditaire par la procréation naturelle.

L'ADN serait donc à la fois la source et la finalité de ce cycle moléculaire.

Tout cela est bien joli et même pédagogique, simplement ce n'est pas aussi schématique que cela.

Le processus est bien plus complexe parce qu'il obéit au modèle de la sélection et du hasard. D'abord les molécules supposées spécifiques n'ont jamais été identifiées. Il apparaîtrait même que leur caractère ne serait pas exclusif à une seule propriété, mais à plusieurs en même temps. Elles pourraient s'agglutiner à plusieurs autres molécules rencontrées au hasard. De plus, pour sortir définitivement du schéma réductionniste, leurs associations seraient même instables, non systématiques et la règle qui prévaudrait dans la détermination du phénotype et de ses transformations serait la règle de l'interaction dominante. Nous voilà donc revenu chez ce cher Darwin, mais cette fois à l'échelle moléculaire. Les mêmes règles que celles de l'évolution macroscopiques et de l'économie malthusienne, dont Darwin s'était fortement inspiré dans *L'Origine des espèces.* Leur adaptation et leur disqualification selon les ressources disponibles. Autrement dit, *exit* le programme prédéterminé, bienvenue au hasard ! Cependant, on est loin aujourd'hui du chiffrage de ce mécanisme agréé par la majorité des techno-biologistes. Il faudrait la rencontre entre un superordinateur et un génial chercheur tel que fut par exemple le Britannique Alan Turing qui réussit l'exploit de découvrir les secrets de la machine cryptée « *Enigma* », sauvant ainsi l'Angleterre de l'invasion nazie.

Le rôle de l'ADN est indiscutable, mais ce n'est ni la cause, ni le facteur déterminant de la transformation des organismes.

Les lois qui prévalent sur la continuité et l'évolution des espèces sont soumises à une multiplicité de messages pour une seule cible et inversement. Autant dire que s'engager dans une nano-chirurgie de l'ADN tous azimuts, espérer accéder à l'immortalité relèvent d'une utopie circonstancielle. L'ADN n'est pas comme le cristal, sa structure est apériodique. Par contre, se limiter à trouver les quelques gènes qui ont une cible unique, les modifier ou les détruire pour éliminer un handicap potentiel, sans doute.

Augmenter les règles d'hygiène et la prophylaxie des maladies, pour atteindre la longévité de vie (sans aller jusqu'aux 950 ans symboliques de Noé), disons les 120 à 160 ans des patriarches d'Israël, certainement.

Mais imaginer qu'on puisse se substituer un jour, aux plusieurs milliards d'années qu'il a fallu pour parvenir à cette petite merveille de complexité qu'est la créature humaine, me semble relever de la chimère (38).

RÉVOLUTION BIOTECHNOLOGIQUE et DÉMARCHE MÉDICALE

Que d'incantations face à la mutation devant laquelle se trouve aujourd'hui l'ensemble du monde médical !
On nous annonce une nano-chirurgie du génome, capable de concevoir une créature humanoïde « augmentée » de capacités délibérément choisies. L'immortalité pour demain ! Pour l'heure, force est de suivre avec attention les incontestables progrès conjugués de la biologie génétique et de la fulgurante révolution informatique. Il est incontestable que le champ principal d'action du médecin du futur sera celui de la prophylaxie et de la prévention. Les soins viseront probablement plus des accidents imparables que des états pathologiques potentiels déjà identifiés et neutralisés au stade cellulaire.

Quelle sera l'influence de cette révolution technologique et biologique sur le mode de raisonnement du médecin dans le futur ? En d'autres termes, l'approche clinique du patient sera-t-elle balayée comme certains semblent le suggérer ?

Si je prends la plume, c'est évidemment que je ne partage pas entièrement ce point de vue. Pourquoi ?

Qu'est-ce que la démarche médicale ?

C'est – intellectuellement – cette confrontation « kantienne » entre raison et empirisme, entre induction et déduction, c'est-à-dire pour nous médecins, cet étrange ballet intérieur pratiqué continuellement : aller-retour entre état de l'art, notre propre expérience à la recherche d'éléments de preuve et le besoin réel du patient. La démarche médicale est avant tout une expérience de simulation par la pensée. Expérience pratiquée quotidiennement et pour chaque patient. Loin d'être une spéculation abstraite, son résultat est immédiatement mis en œuvre.

Naturellement, on ne compliquera pas, ici, le débat, en s'aventurant sur les champs de la morale et du QI requis.

- L'état de l'art ? Le médecin-traitant est censé connaître son art sur le bout des doigts, y compris les dernières avancées et les informations qui y sont attachées.

C'est en tout cas ce que pense le patient assis en face de son docteur !

Il est certain, comme le soulignent les « e-passionnés », qu'un jour viendra – et c'est heureux – où nous disposerons instantanément de l'information spécifique extraite d'un « big-data » situé je ne sais où dans un « cloud ».

- L'expérience : là commence la difficulté d'imaginer un praticien désincarné (en tenue de ville) assis devant des écrans, et dont la formation universitaire aura consisté à se servir de machines pour accéder en un clin d'œil à une requête et in fine à une décision « à la carte » affichée sur son écran. Ce médecin du futur a-t-il reçu – jour après jour – ce long apprentissage clinique fourni par des maîtres successifs, lesquels, chacun à leur manière, lui auront transmis un cadeau inestimable : l'expérience de toute une vie ? A-t-il perçu – ce supposé technicien-médecin – au terme de ces années d'apprentissage, que la médecine n'est pas une science, mais un art qui se sert avec humilité scientifiques ? Et qu'ainsi, avançant dans sa propre pratique, en l'épaississant par de multiples « expériences » personnelles, il aura appris que la première chose à faire est d'écouter l'être humain qui vient lui demander de l'aide, et dont, d'ailleurs, le récit contient pratiquement 90 % des éléments de la solution à lui appliquer.

De fait, le point de rencontre de ces deux savoirs, c'est naturellement le besoin réel du patient. On peut sans aucun doute saisir les items d'une fiche exhaustive, en confronter les éléments aux données de la science. Mais (urgences vitales à part) la sensibilité de l'intéressé ? Son niveau culturel ? Son besoin, que bien souvent il exprime avec difficulté et qui implique de la part de l'observateur une empathie quasi obsessionnelle pour être sûr de ne pas l'embarquer dans une aventure à risque ?

Mon passé de chirurgien est rempli d'exemples où, alors que logique et connaissance conduisaient à la « Solution » satisfaisante, la découverte in extremis d'un petit détail remettait tout en question juste avant l'irréparable. Et que dire de cette sensation manuelle d'un obstacle senti au bout d'un instrument que ma perception, comparée à des situations antérieures, me disait de contourner ? Je doute qu'un robot aussi « logicisé » soit-il, parvienne à un tel raffinement instantané.

Au total, je crois à la prévalence de la science sur le progrès, je crois en ses bienfaits en médecine. Mais pour les décisions complexes qui mettent en jeu l'état de santé de mes concitoyens, en dernier lieu, je fais plus confiance à notre cerveau qui a mis des milliards d'années à être ce qu'il est et qui continuera à évoluer naturellement sans l'intervention d'utopistes irresponsables – à moins qu'entre-temps, un astéroïde ne nous tombe sur la tête…

Note n° 13 – septembre 2016

La démarche médicale n'est qu'un exemple – mais très révélateur – du mode de fonctionnement général de l'intelligence humaine (IH).

Le développement du langage numérique et son application – qualifiée d'intelligence artificielle (IA) – nous interpellent et invitent en quelque sorte à comparer autant qu'il soit possible, IH versus IA, puisque nombreux sont techno-biologistes, sociologues, philosophes et bien d'autres à envisager et même pour certains, à affirmer que l'humanité est entrée dans une séquence « transhumaine » voire terrifiante, une post-humanité laissant loin derrière elle et sans retour l'Homo sapiens et l'homme des lumières (39, 40). En tout cas, examiner la configuration de cette IA est, pour le moins, un moyen indirect de comprendre le mode de fonctionnement de notre propre cerveau. De même, j'imagine que les ingénieurs en technoscience font de l'observation des enfants un modèle de choix.

Le langage numérique est l'invention la plus récente de l'homme occidental. Ses effets secondaires sont incalculables. Désormais affranchi du gouvernement de la nature et/ou de Dieu, il prend son destin en main puisqu'il s'octroie le droit et les moyens d'augmenter, voire de remplacer ce qui définit la créature humaine : la pensée, manifestation consciente de l'existence, comme le disait si bien Descartes. Cet homme hybride du futur, déjà muni d'une intelligence intrinsèque, se voit adjoindre une intelligence extérieure, et constate avec stupeur qu'il se pourrait bien – un jour – qu'il soit sous la menace d'une remise en cause du lien structurel entre son cerveau et son corps (41). Dissociation souhaitée par les chercheurs en technoscience, en vue de libérer l'esprit des stimulations approximatives venues de nos propres capteurs sensibles.

Il s'opérerait un changement structurel décisif puisque les sollicitations issues de l'environnement passeraient désormais non pas par le ressenti physiologique et l'échange qu'il génère entre corps et cerveau, mais par des capteurs électroniques chargés d'alimenter des logiciels de substitution de notre propre cerveau. Chargé par Zeus d'affecter à chaque espèce les attributs de sa survie, ayant épuisé son stock, Épiméthée n'avait plus rien à attribuer à l'homme, obligeant son frère Prométhée à commettre le larcin légendaire en Olympe. Homo sapiens se voit aujourd'hui remplacé par un homme faustien prêt à tout, en embuscade sous sa blouse rassurante du chercheur, sûr de lui, impatient d'égaler son propre cerveau et prenant le risque de compromettre la survie de l'espèce humaine. Cette offre diabolique est en effet alléchante : substitution d'un dispositif au pouvoir intellectuel illimité, rendant obsolète l'effort individuel, le dépassement de soi, l'exonérant de cette longue séquence d'apprentissage qui permet à tout un chacun de « sculpter » sa différence. La tyrannie du confort à tout prix engendrerait la paresse et l'abandon de soi au profit d'une superpuissance qui ne vous veut pas que du bien (42, 43, 44, 45). Le langage numérique serait-il l'instrument de l'assistanat massif ? Nombreux sont cependant les lanceurs d'alerte. Ils ne manquent pas de mettre judicieusement en garde contre les dangers d'une passivité sociétale qu'engendrerait une telle commutation (46, 47, 48). De fait, il suffit d'observer déjà autour de soi la compulsion morbide pour les produits électroniques qui, d'applications en applications, se répandent en jets continus sur le marché. Ce consumérisme pathologique entraîne les plus vulnérables dans le trou béant d'une dépendance qui nous rappelle les pitoyables usagers de la drogue chimique (sportifs ou pas).

Certains – les plus politiquement pessimistes – parlent même d'hybridation évolutionniste qui conduirait à une sorte d'eugénisme numérisé d'une partie de la population mondiale qui, soit par verrouillage idéologique, soit par défaut de moyens économiques se verrait écartée des produits dérivés de l'IA.

Ces sombres perspectives qui aboutiraient mécaniquement à une conflagration généralisée – c'est-à-dire le contraire du but recherché – ne doivent évidemment pas nous conduire à rejoindre le club des technophobes dogmatiques.

Comment en effet ne pas se féliciter des avantages stupéfiants fournis depuis une trentaine d'années par l'appoint des bases de données accessibles à domicile, des moyens de communication, des outils bureautiques et de la perspective du développement de machines robotisées capables de se substituer aux handicaps des moins favorisés par la nature ?

Tous ces moyens d'augmentation sont en principe la vocation de la science. Ils ont positivement bouleversé nos conditions de vie.

À nous, qui sommes au seuil de ce nouveau monde hyper numérisé, d'ouvrir grands les yeux, d'écouter, mais aussi de faire un examen critique objectif des perspectives raisonnablement envisageables.

Technoscience versus Neurophysiologie

La nouveauté est en effet l'extension de cette augmentation au domaine de l'esprit. Jusque-là, l'augmentation était limitée à une aide purement mécanique.

Le monde animal montre de nombreux exemples de partage des tâches, cohabitation gagnant-gagnant, bétail/parasites, homme/chien, mais aussi gagnant-perdant telle l'association de force homme/cheval. C'est ainsi que l'homme a pu progressivement se libérer de tâches domestiques telles les corvées de bois ou d'eau. Maintenant le cerveau s'attaque à lui-même dans le but déclaré de lui adjoindre une mémoire pharaonique qui le déchargerait de tâches intellectuelles exigeantes.

Lorsque Homo habilis s'aperçoit qu'en brisant un silex et en le taillant il pouvait créer un outil tranchant, alors commence l'histoire de l'augmentation – stade où stagneront définitivement nos cousins simiesques. Ensuite, la nécessité, le regroupement des Sapiens chasseurs-cueilleurs feront le reste. La hiérarchie de complexité croissante – et même exponentielle – va suivre son cours. Après l'outil manipulé par l'extrémité des membres et commandé par le cerveau de l'homme, arriveront des machines de plus en plus ingénieuses : la machine animée par sa propre force soulagée par un dispositif intermédiaire mais dirigée par le cerveau. C'est par exemple le cas de la charrue ou de la catapulte ou encore tout simplement de notre vélocipède (non électrique). Ensuite apparaît la machine toujours commandée par le cerveau mais motorisée par une énergie externe : animal de trait, force d'écoulement de l'eau ou souffle du vent. Ou bien des énergies plus avancées : vapeur sous pression, énergies fossiles.

Commencent d'ailleurs à apparaître à ce moment (fin XVIIIe - début XIXe siècles) les inquiétudes sociales créées par cette mutation : l'histoire du métier à tisser est exemplaire et prémonitoire de « l'uberisation » avec des destructions d'emplois à l'origine de révoltes sanglantes en Angleterre et en France. Dernière étape – et nous y sommes –, la machine est toujours animée par une énergie externe (ce peut être aujourd'hui la fission nucléaire) mais avec en plus, la suppression (indirecte) de la commande cérébrale par un programme informatique autonome. Tous les objets robotisés entrés dans notre vie quotidienne en sont l'expression la plus élémentaire. Il est facile d'imaginer – et c'est en cours – que tout pourra passer par une commande sensorielle voire une pensée transférée par une neuro-prothèse.

À l'origine de tout, il y a le langage numérique. On en doit le principe à Gottfried Wilhelm Leibniz (1646-1716) – philosophe et mathématicien – auquel on est également redevable (avec Newton) du calcul infinitésimal. Naturellement, compte tenu de l'époque, cette idée de langage à vocation universelle est inspirée par la croyance en un Dieu unique, maître et créateur du monde.

La pensée est composée d'idées simples, disait-il. Il suffit de les combiner entre elles. Il partait de l'idée que la matière vivante serait composée de milliards de monades qui, par leurs infinies conjugaisons – tel un kaléidoscope –, produisent des créatures animales variées que Noé aurait sauvées des eaux. Leibniz avait donc clairement imaginé un langage universel établi sur toutes les combinaisons possibles à partir de l'unité binaire : le bit. Tout homme, pensait-il, est muni de la même raison de base. Il suffit donc de l'activer pour, à la fin, supprimer les langues vernaculaires, causes d'incommunicabilité et donc de discorde.

Ainsi déjà, au XVIe siècle, cet inventeur généreux et un peu naïf eut la volonté de fournir à l'humanité en perpétuel conflit, un langage non territorialisé, qui serait pratiqué sur toute la surface de la terre. On sait comment le grand Voltaire se moqua de cette réduction monothéiste du langage en ridiculisant Leibniz dans le personnage célèbre de Pangloss dans *Candide*. Quoi qu'il en soit, le concept était là. Leibniz n'aurait sûrement pas imaginé combien, trois siècles plus tard, son idée prendrait la place universelle dont il rêvait, mais qui, loin d'être devenue un modèle de moralité universelle, est passée à la rubrique du profit mondialisé. Il est étonnant de constater l'ingratitude des initiateurs de la numérisation à l'égard de Samuel Morse et d'Alfred Vail. Ce sont bien ces deux Américains qui ont pourtant été les premiers (1837) à mettre en œuvre le langage binaire (point-trait) qui a permis de faire fonctionner le télégraphe et la communication sans fil sur les mers. Pratique qui a illuminé mes jeunes années de scout unioniste. Mais le langage binaire n'est qu'un support qui laissera place bientôt – nous dit-on – à de nouvelles technologies : le bit numérique sera remplacé par le photochromique et le quantique. De toute façon, un bit est un bit ; lumineux, sonore, numérique ou autre, il reste un bit, c'est-à-dire une unité de langage simpliste.

Il ne faut donc pas masquer la structure sommaire de ce langage. Cette simplification vient justement de l'usage de deux nombres entiers (0-1) restreints à un arrondi numérique : suppression des dixièmes, centièmes et millièmes après la virgule, c'est-à-dire suppression pure et simple de toute nuance, ce qui est radicalement le contraire de la pensée humaine. Cependant, le langage numérique est sans aucun doute un langage à vocation universelle, comme le sont la musique et les mathématiques. Nul besoin d'apprendre la langue vernaculaire d'autrui pour communiquer. Sauf que dans l'échelle des valeurs intellectuelles, je ne vois pas de lien entre la numérisation et les équations de Maxwell ou encore le concerto n°23 de Mozart.

Quelles sont donc les inventions à l'origine de cette révolution technologique qui prétend égaler notre cerveau biologique ? Deux inventions ont été décisives, et le miracle est qu'elles reproduisent le principe du fonctionnement général du cerveau :

- La première est technique, c'est l'effet « feed back » ou de rétroaction. Phénomène qui préside – on le sait – à toute la physiologie du vivant et plus particulièrement du cerveau. Ainsi les fonctions endocriniennes ou encore l'interaction intercellulaire et génétique fonctionnent sur ce mode d'autorégulation. C'est cette autorégulation qui assure l'homéostasie de toute créature vivante et donc sa survie dans l'environnement où elle se trouve.

En inventant le régulateur de vitesse à boules de la machine à vapeur, le génial James Watt (1788) ne se doutait pas qu'il inaugurait l'entrée de la machine dans l'ère moderne de l'autorégulation. Nous sommes entourés d'une grande variété de régulateurs, tels pour la température le thermostat, ou encore le régulateur de vitesse de nos véhicules automobiles.

- La deuxième invention décisive est technologique, c'est la plus récente : l'étonnant microprocesseur (1971).

Pour comprendre la montée en puissance de l'IA à l'assaut de l'IH, il faut revenir sur l'histoire du circuit « intégré » et surtout sur son fonctionnement : les machines sont un assemblage d'éléments simples pour aboutir à des ensembles complexes. La machine numérisée est un agrégat de circuits électroniques, au départ juxtaposés, sans lien les uns avec les autres. Prenons un exemple simpliste : le moteur de notre véhicule automobile n'entretient pas de communication mutuelle avec la carrosserie. Le microprocesseur est justement là pour faire le lien entre les circuits et ainsi imiter la fonction réservée jusque-là aux neurones cérébraux : l'interrelation. Les microprocesseurs, munis de systèmes de valeurs, permettent à l'IA de mettre en œuvre sa logique mathématique. Ainsi l'ordinateur *Deep Blue* d'IBM a-t-il été capable de battre aux échecs le célèbre champion russe Kasparov grâce à des programmes optionnels, corrigés selon le repérage de la forme des pièces, leur position sur l'échiquier et leurs déplacements. La machine devient donc apte à faire un choix entre plusieurs solutions sur un champ prédéterminé. Aurait-elle atteint ce qui était jusqu'alors la spécificité physiologique du cerveau : l'interrelation entre champs neuronaux, supports d'une pensée polyvalente instinctive et consciente ?

Ce mimétisme logico-mathématique plus performant que nous est-il pour autant assimilable aux propriétés anatomophysiologiques du cerveau ?

La première remarque – elle est de bon sens –, c'est que l'IA progresse sous l'impulsion de son créateur : l'ingénieur qui l'a conçue. Il peut l'améliorer ou en changer le mécanisme en fonction de la demande commerciale ou de nouvelles innovations. Il peut même la supprimer en appuyant sur un interrupteur ! Au contraire, l'IH est d'emblée complexe, et ses adaptations ont augmenté sur plusieurs milliards d'années au fil de la transmission par procréation croisée et sélection sous la pression de l'environnement, conformément aux lois complémentaires de Darwin et Lamarck. L'imagerie dynamique du cerveau nous montre la complexité des voies recrutées par une seule pensée. À cette observation seulement iconographique s'ajoutent des transmissions chimiques dont on ne connaît encore que quelques bribes. De plus, un phénomène constitutionnel doit nous interpeller. C'est l'apoptose cellulaire. Mort et renaissance cellulaires se perpétuent toute la vie et assurent leur renouvellement cyclique. Elles sont qualifiées de suicide cellulaire de masse. Elles touchent la plupart des organes producteurs à une vitesse variable : un globule rouge, quelques mois, un neurone cérébral, quelques années. Ce phénomène de vie et de mort cellulaire est un des marqueurs majeurs de la vie fœtale. À la naissance, 95 % des cellules cérébrales auraient été remplacées. Quand les neurones cérébraux débutent leur séquence de vieillissement – et c'est très tôt après la naissance –, l'IH ralentit ses activités. Je crois savoir que circuits et microprocesseurs ne sont pas soumis à ce ralentissement de notre horloge biologique. Ce statut biologique suggère donc l'idée que le renouvellement de la pensée pourrait être étroitement lié à l'apoptose cellulaire. Quand des circuits électroniques manifestent une défaillance, il suffit de changer la carte mère. Inversement, si l'ingénieur veut augmenter les performances de sa machine, il peut introduire sans limites tous les dispositifs d'augmentation qu'il a à disposition. Quand l'apoptose cellulaire s'accélère, elle cause des maladies dégénératives du cerveau. Ce dernier, que je sache, ne peut pas bénéficier d'un remplacement place pour place. Ces défauts de renouvellement cellulaire semblent obéir à un dérèglement de l'interaction gènes/protéines messagères dont la complexité ramène la « singerie » électronique de l'IA à un mécanisme ridiculement simpliste.

La deuxième remarque relève aussi d'un grand bon sens : à quelques milliards d'années près, nous venons en droite ligne des céphalopodes, lesquels sont restés en l'état. Loin d'avoir un cerveau fait d'une architecture de couches superposées de circuits intégrés qui certes, procèdent à une vitesse hallucinante, par algorithmes, nous disposons d'une base cérébrale archaïque surmontée (dans tous les sens du terme) d'hémisphères qui « fabriquent » la pensée à vitesse lente et par associations de fonctions polyvalentes.

La masse cérébrale contient près de 100 milliards de neurones qui changent de forme et de fonction sans cesse selon les milliers d'expériences que procurent les relations avec l'environnement. Les circuits de neurones cérébraux obéissent à une sélection adaptée aux besoins de la pensée, laquelle n'est pas figée sur un support immuable comme le sont les logiciels. Nous voyons donc que l'IA et l'IH disposent de supports absolument différents les uns des autres. Cette différence structurelle ne peut qu'engendrer deux conceptions opposées de la pensée : l'implication facultative parfois désordonnée pour l'une, la réception passive et l'exécution soumise pour l'autre. D'un côté un mouvement complexe mobilisateur de fonctions aléatoires, de l'autre un dispositif préétabli composé de couches superposées de circuits qui excluent toute sortie des limites des logiciels dont ils sont porteurs et dont les améliorations sont subordonnées au besoin immédiat de l'homme. Autrement dit, avec la machine on quitte le champ de l'échange aléatoire et incertain entre créatures vivantes pour passer à une délégation de tout ou partie de la fonction centrale du cerveau au profit d'une machine préformée et indifférente. Le numérique substitue l'économie biologique de gaspillage à une économie de la performance rentable. La machine soumise à une codification est stimulée par des capteurs électroniques mais pas par un corps sensible que nous, médecins, tâchons d'approcher au mieux par la « démarche médicale ».

Pour le coup, on peut dire que IA = pensée unique.

La pensée, au contraire, produit la fonction multiple de représentation du réel, dont on sait les approximations, les déformations et les erreurs d'interprétation, mais sources d'inventivité dans les domaines des sciences et des arts.

IA versus IH

L'intelligence, nous dit-on, est la capacité à s'adapter au changement. Je me permets d'ajouter (rejoignant ainsi Pic de la Mirandole et Descartes) qu'il faut aller jusqu'à faire « table rase » du savoir traditionnel. D'ailleurs, chacun sait que les grandes inventions ne sont jamais venues d'un quelconque rassemblement de grands esprits, mais d'un individu isolé, issu de nulle part, qui – sans s'encombrer du savoir bien-pensant – a ouvert une voie improbable, l'exposant à l'hostilité générale jusqu'à risquer sa vie (cf. Galilée et l'Inquisition). Au-delà de ces considérations générales, l'intelligence humaine ne se conçoit pas sans la capacité de comprendre en toute conscience cette petite voix intérieure qui guide chacun d'entre nous, et prend en compte les réactions imprévues d'autrui qui peuvent rectifier nos pulsions.

L'homme a conscience d'être conscient et de ses limites. L'IA, non. Comme chacun sait, il est bien difficile de cerner les contours de l'intelligence. Les discussions autour des méthodes d'évaluation du QI en sont la preuve (49). Si on me demande qui du rusé Ulysse et du génial Einstein est le plus intelligent, je suis bien embarrassé à en juger.

Toutefois, ayant scruté mon entourage pendant un demi-siècle d'activité professionnelle, j'aurais plutôt tendance à classer l'intelligence en trois catégories. J'ai découvert qu'elles s'inscrivaient dans l'esprit du classement proposé par le psychologue américain Robert Sternberg en 1997 (50) :

- L'intelligence spéculative. Elle se développe sur le champ de l'abstraction analytique, son mécanisme principal est l'algorithme. Les pratiquants habituels sont les mathématiciens, les philosophes, et… l'IA.
- L'intelligence perceptive. Ses outils sont l'association émotionnelle, la comparaison et l'ajustement. Je place dans cette classe les artistes toutes catégories.
- L'intelligence pratique. Son établi est l'observation et l'esprit de synthèse. Dans cette catégorie, j'inscris le médecin, l'agriculteur, les chercheurs toutes spécialités.

Naturellement, il ne s'agit là que d'une typologie réductrice (comme toute classification). Tout individu dispose en général de deux, voire de trois de ces propriétés mais à des degrés variables. Chacune est un champ d'accès à la créativité. Sur le chemin de l'inventivité, toutes les trois font appel au conscient cognitif. Seules, me semble-t-il, les deuxième et troisième peuvent être amenées à mobiliser l'inconscient cognitif. L'intérêt d'une telle classification est d'être ouverte à d'infinies combinaisons avec cependant pour chaque individu une tendance dominante. Elle prend en compte la complexité du fonctionnement de la pensée, surtout quand il s'agit du propre de l'homme : la création. Aussi la métaphore du kaléidoscope me paraît-elle illustrer à merveille le concept de polyvalence et de pluralité qui préside au fonctionnement de l'intelligence humaine. C'est pourquoi la démarche médicale est exemplaire, puisqu'elle sollicite en même temps savoir, expérience, conscience de soi et d'autrui. Le cerveau est capable de produire en même temps plusieurs concepts, dans des champs absolument séparés, pour aboutir à une confluence cohérente. Prenons l'exemple du moment de l'explication et de l'information au patient. Pour se faire comprendre, il faut, dans l'instant, choisir les mots ou leurs synonymes dans les 150 000 que compte la langue française, choisir les mieux adaptés au niveau culturel de l'interlocuteur qu'il a fallu identifier, puis faire le choix du contenu de l'information en prise constante avec l'atmosphère émotionnelle qui entoure la gravité éventuelle d'une décision. Dans notre propre cerveau, des représentations de situations superposables – déjà vécues – peuvent émerger de notre inconscient. Tout cela ayant du sens. Du sens voulant dire conjugaison de la raison et du « ressenti » au profit d'un cas particulier. La machine est-elle capable de fournir une telle performance ? J'en doute fort. Bien qu'armée pour sélectionner des options, l'IA est strictement encadrée pour apporter une réponse standard sans tenir compte des particularités propres à tel ou tel individu ou telle ou telle situation particulière. Elle est tout à fait capable de fournir une option intellectuellement conforme à la norme, mais inadaptée aux cas particuliers et surtout à l'imprévu. L'IA est incapable de produire une pensée parallèle, comme il nous arrive lorsque nous exécutons un geste chirurgical précis, tout en pensant en même temps à tout autre chose.

Quelles sont les raisons de ces différences ?

Comme il a été dit plus haut, le lien du corps et de l'esprit est une donnée fondamentale. L'aptitude à l'apprentissage en est la plus belle expression. Les stimulations corporelles sculptent le cerveau tout au long de notre existence. Au cours de la croissance avant tout, mais également tout au long de la vie avec comme conséquence des individus (au sens propre), c'est-à-dire des créatures uniques qui changent au cours du temps. Le cerveau s'enrichit d'expériences corporelles tout au long de la vie, mais inversement le cerveau renvoie au corps des messages qui modifient son comportement. Le contenant de l'IA est comme un tonneau des Danaïdes. Le couple cerveau/corps est au contraire circonscrit. Les deux partenaires sont comme deux miroirs placés l'un en face de l'autre, se renvoyant leur image indéfiniment.

Je suis un piètre joueur de tennis. Cependant, j'ai appris qu'après avoir frappé la balle, mon cerveau identifie la trajectoire de la balle, il enregistre la position de mon adversaire, sa course et la position de sa raquette. Il me commande d'ajuster une réponse qui le mettra en difficulté. En un dixième de seconde, mon cerveau a rassemblé tous les paramètres et a prescrit à mon corps la supposée bonne réponse. J'enregistrerai cet échange et lorsqu'il se reproduira, je n'aurai qu'à l'exécuter sans réfléchir. C'est ainsi que je progresserai. L'IA dispose de fonctions programmées illimitées mais elles n'ont ni les moyens ni la vocation à produire un projet. Elle est même à la traîne des changements qui s'opèrent sans elle et n'en reçoit que secondairement de nouvelles applications pour autant que ses concepteurs y voient un intérêt. C'est une machine, mis à part ses performances d'archivage et de restitution ; elle ne peut pas nous surprendre puisqu'elle puise mécaniquement dans un stock de données qu'on lui a fournies. Son avantage sur l'IH est de pouvoir les restituer à une vitesse ahurissante. Et c'est essentiellement cette capacité illimitée du numérique qui en fait une révolution, mais pas une substitution. La vraie inquiétude porte sur son usage et le risque de voir une partie de l'humanité céder au chant enjôleur du « tout et tout de suite ». Tout individu qui s'abandonne à des informations ou des stimuli artificiels passe sous la coupe d'une représentation faussée de la réalité. Le cerveau devient un simple récepteur, il ne se façonne plus comme il le faisait au moyen d'un apprentissage permanent. À stimuli identiques et à la même date, l'IA a une réponse codée. L'IH répond en fonction de son degré de compréhension du moment, laquelle change en fonction de ses intentions de progresser, c'est-à-dire son libre arbitre. On peut assimiler l'IA à un juge qui ne se baserait que sur le code civil ou pénal. L'IH serait un juge qui tiendrait également compte de la jurisprudence et de circonstances particulières non prévues par les textes. L'IA est capable de bien poser un problème, mais pas de le résoudre.

Comme il a été dit plus haut, l'une des caractéristiques de l'IH est l'inventivité, la création. Pour ce faire, il faut pouvoir oublier. Trop de stock en magasin est une véritable castration. L'invention pousse sur le terreau de l'incertitude. Imaginons – et les mythomanes de l'immortalité le pensent – que nous soyons, comme un ordinateur, munis de tout ce qui nous a précédé, de tous les savoirs qu'il suffirait de solliciter par une simple pensée. Non seulement la vie serait d'une fadeur immense, mais nous n'aurions aucun goût au risque et au pari. Imaginons un seul instant une vie où tout est prédictible, imaginons ne rien oublier ; oubli – et non perte de mémoire –, la condition sine qua non de l'imagination et de l'audace.

L'IH est subversive, incertaine, inquiète, en doute permanent. La machine soumise à un ordre fixé par avance est froide, elle déroule son programme sans état d'âme. Elle ne peut donc pas inventer. La curiosité enfin, lui est totalement étrangère. C'est à la fois cette curiosité conjuguée à la capacité holistique qui génère la création scientifique ou artistique. Toute l'histoire de l'humanité est établie sur des utopies. À commencer par Dieu !

À ceci s'ajoute la place de la charge émotive. Le robot ne dispose pas dans sa mémoire d'émotions accumulées pouvant interférer sur son comportement. Sa mémoire n'a rien de biologique, c'est un répertoire conditionné par cet arrondi numérique du langage binaire. Alors que l'IH fournit des réponses selon une hiérarchie propre à sa mémoire singulière. C'est de la mémoire vécue avec toutes ses approximations et ses erreurs. Grâce aux systèmes de valeurs des microprocesseurs, l'IA possède une forme de polyvalence, mais elle se fait en alternance de logiques algorithmiques et non pas par associations, et encore moins en puisant dans une base de données façonnée par des expériences émotionnelles. L'IH a comme caractéristique de pouvoir contrôler ses propres émotions, de deviner celles des autres pour orienter sa propre pensée et appréhender une situation dans son ensemble (51). Ce haut degré de quotient émotionnel de l'IH, suffit à disqualifier l'IA de prendre un jour sa place. Evaluer l'intelligence sur la cohérence d'une réponse ne suffit pas. C'est ce qui disqualifie le test de Turing qui prétend attribuer une IH à la machine sous prétexte que ses réponses sont logiques. Voyez les faibles capacités en relation humaine d'un surdoué qui, abandonné à lui-même, risque de voir annuler son miraculeux don d'abstraction et de mémoire, avec, à terme, une douloureuse désocialisation. Le robot ne ressent pas de douleur physique, encore moins morale. S'il manifeste des troubles du comportement, on le confiera à l'atelier de réparation, pas à un psychiatre. Plus un dispositif est chargé en électronique, plus il est exposé à la multiplication de pannes. Au contraire, au fil des milliards d'années d'évolution, le cerveau humain n'a cessé de se perfectionner sans le moindre dysfonctionnement d'un de ses composants anatomiques, au point qu'aujourd'hui, il est même capable de concevoir son propre ersatz !

La machine ne risque pas de se désocialiser. Quand elle ne rend plus service, il suffit de la démonter pour recycler les pièces qui la constituent. Les circuits d'un robot peuvent être réutilisés pour le pilote d'une tondeuse automatique ou de tout autre produit téléguidé.

H versus H+

L'homme augmenté (je préfère dire « optimisé »), le futur surhomme (H+), fait l'objet de nombreux débats au sein des sociétés savantes américaines depuis déjà une vingtaine d'années. Est-ce un hasard ? La « vieille Europe » réagit comme d'habitude à retardement, mais avec une certaine sagesse. Gardons-nous d'entrer tête baissée dans la polémique et conservons intact notre vieux fond épistémologique et empathique – les deux mamelles de l'esprit médical – pour faire le point sur cette mutation en marche. A priori, en déléguant à l'électronique une part de ses capacités intellectuelles, l'homme perd du terrain sur le contrôle de lui-même. Il se place en état de dépendance de la technologie en charge de tous les effets indésirables. Le grand danger est que l'équilibre entre l'humanité et instruments du progrès soit rompu. On a l'impression que ce pauvre Adam subit la double peine : chute de l'Éden, donc obligation de travailler, nécessité d'inventer pour survivre et, ayant réalisé le rêve prométhéen, il finit par être dominé par son invention numérique, se punit une deuxième fois pour avoir dépassé les bornes en provocant son créateur qu'il a voulu imiter.

Aujourd'hui, face à un phénomène qui ne peut pas être nié, comment maîtriser cette montée en puissance de l'hybridation du cerveau ? Cette révolution numérique est sans commune mesure avec les changements précédents qui s'inscrivaient dans un évolutionnisme à petits pas. Cette fois, la mutation est brutale, concentrée sur une séquence courte, vécue par une seule génération. Il ne s'agit plus d'un développement intrinsèque, mais d'une apposition extérieure. Cependant, le fait qu'il s'agisse d'une apposition technologique reliée à certaines parties du cerveau, et non d'un remplacement d'organe, ni même d'une greffe, nous pouvons en être moins effrayés. Ce qui ne veut pas dire que le péril est négligeable. En effet, on peut craindre – connaissant les effets du profit incontrôlé – que cet état de dépendance menace les moins éduqués et ne conduise à une société majoritairement sous influence, composée d'une juxtaposition d'individus indifférents à autrui, dénués du sens d'appartenir à une collectivité solidaire, ayant perdu toute humanité. Société du bien-être renvoyant aux oubliettes le respect de l'Histoire et de la Patrie. Le bon côté de l'IA serait enrichissant si elle était cantonnée à une fonction d'aide, encadrée par une législation implacable. Mais une législation est toujours perdante face au profit, lui-même source de progrès. L'hybridation intellectuelle dépend de son bon usage et donc de l'éducation.

Pédagogie dans l'instruction publique mais aussi et surtout pédagogie familiale. C'est-à-dire l'explication de ce qu'est « une vie bonne ». Il est probable que la spiritualité soit une planche de salut. Elle n'est pas la seule. La seule volonté du dépassement de soi comme tuteur de la sagesse est une autre voie. Interroger l'IA pour augmenter notre savoir, lui déléguer les tâches fastidieuses qui ne demandent pas de réflexion, sans doute. Utiliser ce gain de temps pour faire autre chose qui soit enrichissant, c'est sans aucun doute l'équilibre à trouver.

La vie sans la mort, le bien sans le mal, le beau sans le laid, la bonne santé sans la maladie sont des chimères. Chaque fois qu'une civilisation est en danger, on voit apparaître les utopistes de tout poil.

Au XVIe siècle, l'Europe était plongée dans le désespoir des guerres de religion. Thomas More, Francis Bacon, Tommaso Campanella entre autres, inventaient et se réfugiaient dans des sociétés insulaires que nourrissait l'annonce de la découverte de nouveaux continents.

Le réveil des utopistes est cyclique. Aujourd'hui le climat d'affrontement de la civilisation occidentale avec l'Islam, l'angoisse de la mondialisation poussent les plus faibles vers le refuge irréel que leur offre la numérisation. Je crains que l'intelligence artificielle pense à la place de ceux qui ne pensent pas, tandis que les autres – minoritaires – enrichissent leur intelligence de leur sensibilité et de leurs relations sociales.

À notre génération – héritière de la double culture judéo-chrétienne et gréco-latine, enrichie par le siècle des Lumières – de veiller à ce que la modernité ne s'égare pas dans un post-humanisme artificiel. Il n'est pas exclu cependant – le naturel revenant au galop – qu'une fois circonscrites dans leurs limites et leur froideur, un sentiment universel de rejet ne se manifeste à l'égard de ces machines dépourvues d'humanité.

INDEX CHRONOLOGIQUE des OUVRAGES et DOCUMENTS CONSULTÉS

(1) M. RAMET & G. VALLET, *Typologie des accidentés du trafic routier*, Rapport INRETS/INRS/IFSTTAR, 1987.
(2) A. MOSKAL, *Épidémiologie du traumatisme routier chez les deux-roues motorisées*, Thèse LYON – Claude Bernard, 2010.
(3) *Étude du coût des accidentés corporels de la circulation pour le Régime Général Assurance Maladie et Assurance des Accidents du Travail*, enquête CNAM/TS, Décembre 1974.
(4) *Les accidents de la route et le Régime Général de l'Assurance Maladie*, Bloc-Notes de la CNAM/TS, N° 39, Septembre 1988.
(5) *Coût des accidents routiers avec recours contre tiers (RCT)*, Rapports CNAM/TS/DRP, Juillet 2011.
6) *Bilan définitif ONISR* – 2014, http://www.ameli.fr
(7) L. CARNIS et coll., *Étude des conséquences socio-économiques des accidents de la route*, rapport IFSTTAR – Lyon – Claude Bernard, 2011, http://www.predit.prd
(8) M. ROCHAIX, *Les questions hospitalières de la fin de l'ancien régime à nos jours*, Berger-Levrault, 1996, 27-28.
(9) E. VIGNERON, *Santé et Territoires, une nouvelle donne*, l'Aube, 2003.
(10) E. VIGNERON, *Inégalités de santé dans les territoires français*, Elsevier-Masson, 2011.
(11) *Mission Groupement Hospitalier du Territoire*, http ://www.social-sante.gouv.fr
(12) *Livre blanc du SAMU 2014*, http://www.samu-de-France.fr
(13) C. VASSY, *L'organisation des services d'urgence, entre le social et le sanitaire*, Mouvement, 2004, 32, 67-74.
(14) *Tiers-Payant Généralisé*, http://www.ameli.fr
(15) F. UNNO VEITH & coll., *Ablation du matériel d'ostéosynthèse, un mal nécessaire ?*, Rev. Suisse, 2009, 970-980.
(16) D. GIANOM & coll., *Ablation du matériel d'ostéosynthèse, sens ou non-sens ?*, http:// www.medicalforum.ch

(17) P. PERETTI-WATTEL, *Sociologie du risque*, Armand Colin, 2000.
(18). E. MORIN, *Introduction à la pensée complexe*, Seuil, 2005.
(19) HAS 2007, *Les nouvelles formes de coopération entre professionnels de santé*, http://www.has-sante.gouv.fr
(20) HAS 2008, *Délégations, transferts, nouveaux métiers*, http://www.has-sante.gouv.fr
(21) HPST 2013, *Coopération entre professionnels de santé*, http://www.social-sante.gouv.fr
(22) J.-C. SIMARD, *Culture scientifique, épistémologie et pédagogie*, 2011, http://www.cum.qc.ca.fr
(23) B. ROBBES, *Épistémologie de la pédagogie*, 2013, https://edso.revues.org
(24) G. CHAPOUTIER & F. KAPLAN, *L'Homme, l'Animal et la Machine*, CNRS, 2011.
(25) G. VALLANCIEN, *La Médecine sans les médecins ? Le numérique au service des malades*, Gallimard - le débat, 2015.
(26) J. ELLUL, *La Technique, ou l'enjeu du siècle*, Economica, 2008.
(27) J. ELLUL, *Le Bluff technologique*, Fayard-pluriel, 2010.
(28) S. AUDIDIÈRE & coll., *Les Matérialistes français du XVIIIe siècle*, PUF, 2006.
(29) E. SCHRÖDINGER, *Qu'est-ce que la vie ? De la physique à la biologie*, Seuil-Sciences, 1993.
(30) J.-J. KUPIEC, *L'ontophylogenèse*, Seuil-sciences, 2012.
(31) J.-B. LAMARCK, *Philosophie zoologique*, Flammarion, 1994.
(32) Ch. DARWIN, *L'origine des espèces*, Seuil, 2013.
(33) L. LOISON, *Qu'est-ce que le Néo-lamarckisme ?*, Vuibert, 2010.
(34) Y.-N. HARARI, *Sapiens, une brève histoire de l'humanité*, Albin Michel, 2015.
(35) J. MONOD, *Le hasard et la nécessité*, Seuil, 1970.
(36) J.-J. KUPIEC & P. SONIGO, *Ni Dieu ni gène, pour une théorie de l'hérédité*, Seuil-sciences, 2000.
(37) R. SUSSAN, *Les utopies posthumaines*, Omniscience, 2005.

(39) N. LE DÉVÉDEC, *La société de l'amélioration – la perfectibilité humaine, des lumières au transhumanisme*, Montréal, 2015.
(40) J. HUXLEY, *Transhumanism*, 2015, http://www.sniadecki.wordpress.com
(41) M. MORE, *Transhumanism, a futurist philosophy*, 1990, http://www.maxmore.com
(42) J. HUGHES, *Democratic transhumanism 2.0*, 2002, http://www.changessurfer.com
(43) A. DAMASIO, *L'Erreur de Descartes : la raison des émotions*, O. Jacob, 1995.
(44) F. FUKUYAMA, *Transhumanism*, 2004, http://www.foreignpolicy.com
(45) O. REY, *Le Transhumanisme comme régression*, 2004, http://www.famillechretienne.fr
(46) S. LORENZ SORGNER, *Nietzsche the overhuman and transhumanism*, 2004, http://www.jetpress.org
(47) A. MIAH, *Posthumanism, a critical history*, 2007, http://www.iect.org
(48) R. KURZIEL, *The Singularity is near : when humans transcend biology*, 2005, http://www.worldcat.org
(49) M. HUTEAU & J. LAUTREY, *Les Tests d'intelligence*, La Découverte, 1997.
(50) R. STERNBERG, *The evolution of theories of intelligence*, Elvesier, 1981, 5, 209-230.
(51) D. GOLEMAN, *L'intelligence émotionnelle, comment transformer ses émotions en intelligence ?*, 1997, R. LAFFONT.

Santé et Médecine

aux éditions L'Harmattan

Dernières parutions

MALADIES AUTO-IMMUNES
Quand notre système de défense nous trahit
Tron François
Le système immunitaire nous protège contre les virus, les bactéries et les parasites. Il peut parfois tourner ses armes contre l'organisme qu'il est censé défendre et y induire des lésions. Les maladies qui en résultent sont dites auto-immunes. Elles sont fréquentes et ensemble constituent la troisième cause de morbidité derrière les maladies cardiovasculaires et cancéreuses. Ce livre parcourt aussi les voies que la recherche emprunte pour corriger les désordres cellulaires et moléculaires observés au cours de chaque maladie auto-immune.
(Coll. Acteurs de la Science, 22.50 euros, 212 p.)
ISBN : 978-2-343-07769-7, ISBN EBOOK : 978-2-336-39806-8

LE DROIT DE LA GÉNÉTIQUE
À la recherche d'une branche du droit
Bricker Guillaume - Préface de Gérald Teboul
En matière de génie génétique, les questions éthiques et polémiques se multiplient à mesure que la technique évolue et embrasse de nombreux sujets : reproduction, OGM, tests génétiques, clonage… Le droit est-il suffisamment en avance pour y répondre ? Cet ouvrage permet de mieux connaître les règles et en assure la promotion, tout en mettant en garde contre les glissements éthiques. Il offre un panorama complet du cadre juridique applicable à la génétique. L'ensemble des textes permet de mieux comprendre les enjeux et quelquefois les limites de la législation.
(Coll. Le Droit aujourd'hui, 65.00 euros, 852 p.)
ISBN : 978-2-343-06705-6, ISBN EBOOK : 978-2-336-39860-0

BIOÉTHIQUE ET TRANSDISCIPLINARITÉ
Brelet Claudine, Patrick Curmi, Fatima Zhora Elkebir, Salwa Hamrouni, Mourad Merdaci - Préface de Christian Byk
Réflexion transdisciplinaire sur les rapports entre les sciences de l'homme et son environnement, cet ouvrage défend une bioéthique ouverte à la société civile. Il reflète les défis moraux auxquels sont maintenant confrontées les biotechnologies, depuis les OGM jusqu'à la PMA. Les chercheurs rappellent que la révolution biotechnologique peut et doit contribuer à améliorer la qualité de la vie, présente

et future. La bioéthique questionne finalement la nature même de l'être humain et offre la perspective d'un nouvel avenir.
(Coll. Cultures et Médecines, 17.00 euros, 154 p.)
ISBN : 978-2-343-07225-8, ISBN EBOOK : 978-2-336-39901-0

TRANSGRESSIONS DES FRONTIÈRES DU CORPS
La chirurgie esthétique
Mitz Vladimir
Les frontières de la chirurgie esthétique délimitent, avec difficulté, une spécialité chirurgicale qui est expansive. Cette chirurgie transgressive dérange les concepts philosophiques du «accepte-toi tel que tu es», elle bénéficie d'innovations tumultueuses telles les homogreffes du visage ou des membres, elle est constamment soumise à l'œil éveillé des médias. Cet ouvrage se propose d'en exposer les facettes en explorant ses mythes, ses bases conscientes et inconscientes et ses limites.
(Coll. Eidos série Retina, 16.50 euros, 156 p.)
ISBN : 978-2-343-07729-1, ISBN EBOOK : 978-2-336-39759-7

VERS LA CÉCITÉ
Un étrange parcours – Récit
Abbadie-Douce Paulette
Dans son précédent ouvrage « Voyage vers la cécité », l'auteur se penchait sur le choc éprouvé à l'annonce du verdict de cette maladie des yeux qui l'affecte : la « DMLA ». Dans ce nouvel ouvrage, elle nous dévoile d'étranges phénomènes qui l'assaillent et la troublent. À la suite de recherches, elle découvre avec stupéfaction que ces phénomènes sont une conséquence prévisible de la maladie des yeux qui l'affecte. Alors pourquoi ce silence autour de ces phénomènes reconnus par les spécialistes ?
(8.00 euros, 50 p.)
ISBN : 978-2-343-07608-9, ISBN EBOOK : 978-2-336-39792-4

MÉDECINE À TRAVERS LES SIÈCLES
Entre rencontres et découverte
Sous la direction de Xavier Riaud
Si la médecine et ses acteurs ont contribué incontestablement au bien-être de l'humanité, les dérives de quelques-uns ou les zones d'ombre amènent inévitablement à une discussion à propos de l'éthique qui doit la régir. Forts de ce postulat, les auteurs de cette collection ont souhaité décrire les avancées et les évolutions des sciences médicales.
(Coll. Médecine à travers les siècles, 19.00 euros, 182 p., Illustré en couleur)
ISBN : 978-2-343-07425-2, ISBN EBOOK : 978-2-336-39465-7

LA DÉPRESSION
Une pathologie à visage multiple
Lamessi Alain - Préfaces du docteur Thierry Malassiné
et du professeur Michel Dieudonné Vohito
Le présent ouvrage tente de présenter les multiples visages de la dépression. Pour cela, Alain Lamessi retrace la longue histoire de cette maladie qui n'a cessé de

se métamorphoser au fil des ans, avant de questionner la problématique de la classification. Passant ensuite en revue les facteurs, corrélats et autres théories, il lève un bout de voile sur la complexité de ce trouble de l'humeur, tout en faisant un détour dans ses spécificités africaines.
(26.50 euros, 270 p.)
ISBN : 978-2-343-06235-8, ISBN EBOOK : 978-2-336-39178-6

SCIENCE ET HUILES ESSENTIELLES
Baumann Alexandre
Les huiles essentielles sont fortes là où les médicaments sont faibles : maux de dos, maladies cardiovasculaires, infections chroniques, anxiété « ordinaire »... Cela est étayé par de nombreuses études scientifiques. Pourtant elles continuent à être vues comme de simples substances agréablement odorantes. Ce livre combat cette injustice en détaillant une centaine d'études scientifiques démontrant de réels effets thérapeutiques.
(17.50 euros, 172 p.)
ISBN : 978-2-343-07469-6, ISBN EBOOK : 978-2-336-39322-3

LA MALTRAITANCE DES PERSONNES ÂGÉES
L'envers du décor
Sauveur Yannick - Postface de Pascal Lardellier
Ce livre interroge les causes de la maltraitance des personnes âgées. L'auteur cible les responsabilités de l'État et la faiblesse des moyens mis au service des personnes âgées. Il offre ainsi une réflexion sur le jeunisme, l'âgisme et la société marchande. Fort de son expérience du milieu médicosocial, l'auteur apporte un éclairage original sur l'envers du décor, les personnels maltraités. De nombreux témoignages illustrent son propos.
(Coll. Des Hauts et Débats, 19.00 euros, 186 p.)
ISBN : 978-2-343-07283-8, ISBN EBOOK : 978-2-336-39357-5

ACCOMPAGNER LA VIE JUSQUE-LÀ
Feroumont Bernadette - Préface de Gabriel Ringlet
Ouvrir ce livre, c'est plonger dans l'univers de l'accompagnement de la fin de vie et comprendre combien des attitudes simples et spontanées peuvent compter pour le patient, l'entourage ou l'équipe soignante. Les récits parlent de tendresse et de moments heureux, mais aussi de tristesses, de colères, d'injustices. Ouvrir ce livre, c'est aussi découvrir que le temps nous rappelle l'urgence de savourer la vie : il nous invite à porter sur nos rencontres et nos gestes un regard intérieur qui leur donnera du sens.
(Coll. Encres de vie, 16.50 euros, 162 p.)
ISBN : 978-2-336-30839-5, ISBN EBOOK : 978-2-336-39254-7

LES ÎLES DÉSERTES
Avela Guilloux, Rébecca Stella
Léa a 9 ans. Un jour, elle découvre qu'elle est diabétique. À partir de ce moment-là, sa vie change, devient compliquée. Elle doit faire face à sa colère, ses propres peurs, à un traitement difficile, à des contraintes auxquelles elle ne s'attendait pas, aux réflexions pas toujours délicates de son entourage. Léa va devoir apprendre

à vivre avec ce diabète, cette « sale bête » qui l'accompagne désormais. Dans son imaginaire d'enfant, Léa devient Super Léa, une super-héroïne du quotidien, une dompteuse... La « sale bête » n'a qu'à bien se tenir ! «Écrite par deux mères d'enfants qui souffrent de ce mal, la pièce a des accents de vérité d'autant plus convaincants que le rôle de la fillette est endossé par Rébecca Stella, l'une des mamans qui est de surcroît une comédienne d'une subtile envergure.» (Pariscope). «Un joli spectacle.» (www.froggydelight.com)
(15.00 euros) ISBN : 978-2-336-2-97408

SE LIBÉRER D'UNE ADDICTION SANS DROGUE
Baclofène et boulimie : une expérience
Goffart Claude
Ce livre retrace l'itinéraire d'une «toxico de la bouffe», aidée dans son combat par l'usage du baclofène, molécule ancienne redécouverte par un professeur alcoolique. Elle s'avère efficace pour supprimer l'envie irrésistible qui mène à la bouteille mais semble aussi apte à aider les boulimiques. Décrit dans ces pages, ce traitement demande surtout de la ténacité et un travail sur soi attentif mené avec un thérapeute et en lien avec une association dédiée aux utilisateurs de ce traitement.
(20.50 euros, 198 p.)
ISBN : 978-2-343-06233-4, ISBN EBOOK : 978-2-336-38817-5

AUTISME
Le sacrifice invisible
Trajectoires des familles et regards croisés des professionnels
Jean-Bart Christiane
Malgré des évolutions positives dans l'accompagnement des enfants autistes, l'auteure sort de l'institution et va à la rencontre des familles. Retracer leurs trajectoires lui semble indispensable à la compréhension de l'environnement de l'enfant autiste. Il s'agit d'avoir une vision globale de l'enfant autiste, de prendre en compte tout ce qui influe sur lui dans des cadres comme l'institution qui le prend en charge, sa famille, l'école, son voisinage...
(Coll. Réseau Tessitures, 25.00 euros, 256 p.)
ISBN : 978-2-343-06565-6, ISBN EBOOK : 978-2-336-38662-1

FRAGMENTS POUR UNE HISTOIRE DE LA GÉRONTOLOGIE (Volume 1)
OAREIL
Ce livre raconte avec force anecdotes la naissance de l'action gérontologique : les errements, les oppositions et les luttes des acteurs qui ont ouvert cette voie nouvelle. Ce tome rassemble les entretiens individuels de ces femmes et hommes, pionniers chacun dans leur domaine. Ils narrent leurs parcours, leurs rencontres, la manière dont ils s'y sont pris pour construire pas à pas des actions, des services, des organisations sur des terrains en friche.
(Coll. La gérontologie en actes, 23.50 euros, 220 p.)
ISBN : 978-2-343-06908-1, ISBN EBOOK : 978-2-336-38920-2

L'HARMATTAN ITALIA
Via Degli Artisti 15; 10124 Torino
harmattan.italia@gmail.com

L'HARMATTAN HONGRIE
Könyvesbolt ; Kossuth L. u. 14-16
1053 Budapest

L'HARMATTAN KINSHASA
185, avenue Nyangwe
Commune de Lingwala
Kinshasa, R.D. Congo
(00243) 998697603 ou (00243) 999229662

L'HARMATTAN CONGO
67, av. E. P. Lumumba
Bât. – Congo Pharmacie (Bib. Nat.)
BP2874 Brazzaville
harmattan.congo@yahoo.fr

L'HARMATTAN GUINÉE
Almamya Rue KA 028, en face
du restaurant Le Cèdre
OKB agency BP 3470 Conakry
(00224) 657 20 85 08 / 664 28 91 96
harmattanguinee@yahoo.fr

L'HARMATTAN MALI
Rue 73, Porte 536, Niamakoro,
Cité Unicef, Bamako
Tél. 00 (223) 20205724 / +(223) 76378082
poudiougopaul@yahoo.fr
pp.harmattan@gmail.com

L'HARMATTAN CAMEROUN
TSINGA/FECAFOOT
BP 11486 Yaoundé
699198028/675441949
harmattancam@yahoo.com

L'HARMATTAN CÔTE D'IVOIRE
Résidence Karl / cité des arts
Abidjan-Cocody 03 BP 1588 Abidjan 03
(00225) 05 77 87 31
etien_nda@yahoo.fr

L'HARMATTAN BURKINA
Penou Achille Some
Ouagadougou
(+226) 70 26 88 27

L'HARMATTAN SÉNÉGAL
10 VDN en face Mermoz, après le pont de Fann
BP 45034 Dakar Fann
33 825 98 58 / 33 860 9858
senharmattan@gmail.com / senlibraire@gmail.com
www.harmattansenegal.com

Achevé d'imprimer par Corlet Numérique - 14110 Condé-sur-Noireau
N° d'Imprimeur : 137317 - Dépôt légal : mars 2017 - *Imprimé en France*

www.ingramcontent.com/pod-product-compliance
Lightning Source LLC
LaVergne TN
LVHW021214061026
849535LV00008B/2738
* 9 7 8 2 3 4 3 1 1 2 2 7 5 *